JN313190

The Expert Consensus Guideline Series

エキスパート コンセンサス ガイドライン シリーズ

精神病性障害薬物治療の最適化

監訳●大野 裕

Optimizing Pharmacologic
Treatment of Psychotic Disorders

アルタ出版

Authorized translation of the original English language edition,
"The Expert Consensus Guideline Series : Optimizing Pharmacologic Treatment of Psychotic Disorders"
first published in the United States by The Journal of Clinical Psychiatry.
2003 by Psysicians Postgraduate Press, Inc.
Copyright © 2003 by Expert Knowledge Systems, LLC,. All rights reserved.
© First Japanese edition 2004 by Aruta Shuppan Co., Ltd.

Printed and bound in Japan

監訳者の序

　本書は，The Expert Consensus Guideline Series ; Optimizing Pharmacologic Treatment of Psychotic Disorders の日本語訳で，精神病性障害薬物治療の最適化に関するエキスパートの推奨治療を示したものである。これまでエキスパートコンセンサスガイドラインの日本語版は精神分裂病（1996年版，1999年版），双極性障害（1996年版，2000年版），強迫性障害，痴呆老人における焦燥，精神科救急治療，女性のうつ病治療，高齢者のうつ病に対する薬物療法に関するものが出版されている。これら一連のガイドラインの特徴は，臨床家が直面することが多い精神科の困難な状況における治療的アプローチの選択に関する米国の専門家の経験と知識を客観的な形で集約したところにあり，実践的な意味のエビデンスに基づく精神医学 evidence based psychiatry のガイドラインを提供しているという点で画期的なものである。

　最近は，医学の各分野でエビデンスに基づく医学 evidence based medicine（EBM）が強調されるようになってきている。こうした流れは精神医学領域でも同じであり，薬物療法や精神療法の選択が一人の医師の経験やカンに左右されすぎてきたことに対する反省から生まれてきたものである。個人的な経験は確かに重要であるが，それだけでは治療方針の決定が個々の医師の資質の影響を受けすぎるし，危険でもある。それを避けるためには，個々の治療法の科学的根拠を十分に把握しながら治療を進めていくことが必要であることは言うまでもない。

　しかし，これまで行われてきた治療効果に関する研究成果（エビデンス）と現実の臨床実践の間に開きがあるのも事実である。研究者があまりに科学的で客観的であろうとしすぎると，臨床の現実から離れていってしまう可能性がある。特に，いくつかの病状が併存していて私たち臨床家が判断に迷うような状況では，その危険性が高くなる。そうしたなかでより臨床的な判断をするためには，臨床試験で認められたefficacy（効力）だけでなく，現実の臨床場面で認められたeffectiveness（有効性）およびそのために必要な条件（efficiency）を考慮に入れなくてはならない。臨床試験では，ある一つの治療法の効果を実証しようとするために，対象や治療場面，治療技法をきびしく限定して行われる。二つの治療法の効果を比較検討するためには，治療経過に影響を与える可能性のある要因を可能な限り排除して，通常の臨床場面とは異なる「純粋な」環境で研究が行われなくてはならない。そうした条件のなかで，細かく規定されたマニュアルに沿って薬物療法や精神療法が施行され，治療効果が評価されることになる。

　しかし，実際の臨床ではそうした「純粋な」患者を「純粋な」アプローチで治療できることは少ない。現実には，いろいろな要素が複雑に影響しあう環境のなかで治療をしていくしかない。そう

した治療状況では「純粋な」環境では劣るとされていた治療法がすぐれた効果を現すことさえありうる。また，薬物療法であっても，治療者の考え方やアプローチの仕方によってその効果に違いが生じてくる可能性がある。さらに，現実の治療を効果的に行うためは，経済的な要因や受診のための地理的条件などを考慮に入れることも重要になる。私たち臨床家は，こうした多様な要因まで評価して治療を行う必要があるのである。

　エキスパートコンセンサスガイドラインは，臨床試験の知見と日常的な経験とのこうしたギャップを埋めながらよりよい治療計画を立てるためのガイドとして開発された。本シリーズの基本的な発想は，私たちが臨床で出会って困るような状況ですぐれた専門家がどのような判断を下すかを客観的な形で提示する点にある。私たちは臨床を通して患者さんから教わることが何よりも大切だということを教えられてきた。すぐれた先輩や仲間に教わることがそれと同じくらいに大切だ。

　しかし，相談できる先輩や仲間がいつもまわりにいるとは限らない。一人で判断しなくてはならないことも多い。そのようなときに，すぐれた専門家がどのように判断し対処しているかを知ることは興味があるし，臨床の手助けにもなる。その点で，治療状況を中心に質問を組み立て，その結果をもとにガイドラインを作成するという本シリーズの構成はきわめて臨床的である。

　もちろんこうした診断基準やガイドラインは，その使い方によっては私たちの臨床活動を型にはまった硬直したものにしてしまう危険性がある。しかし，その一方で，他の専門家の意見を知ることは，臨床場面での私たちの視野を広げるものになることも事実である。

　そのように考えると，本シリーズのエキスパート調査集計結果およびガイドライン用参考資料の項で，エキスパートの生の意見が具体的な数字と図表で示されていることが重要な意味を持ってくることがわかる。本シリーズの作成に当たっては，製薬メーカーからの研究費も使われており，編集委員はそうした状況のなかでどのようにしてデータを客観的に示すことができるかを熱心に討議した。その結果，単に最終的な統計結果を提示するだけでなく，個々の生のデータを解釈を加えずにわかりやすく提示するという編集方針をとることにした。それによって，ある状況のある治療に対する専門家の意見がどの程度一致していて，どの程度一致していないかということを具体的な形で読者に知らせることができるからである。

　集計結果の表からわかるように，専門家といっても意見が同じではない。このことは，本ガイドラインシリーズを私たちが状況に応じて柔軟に使う必要があるということを自ら示しているとも言える。臨床場面は常に流動的なものである。そうした場面での患者さんとの生の体験に基づきながら本ガイドラインを使用することによって，私たちの臨床活動はさらに広がりをもってくるはずである。

　本ガイドラインでは，調査に参加する専門家の数を多くすると同時に回収率を高めて意見の偏りを極力減らすようにしてある。以下のような専門家の厳密な選択基準も明らかにした；①DSM-Ⅳ作成委員会の対象疾患のセクションの委員，②対象疾患に関する何らかの診療ガイドラインの作成メンバー，③対象疾患に関する研究を最近発表している研究者，④対象疾患に関する最新の研究に

対して米国国家または業界から助成金を受けた研究者（Frances A, Kahn DA, Carpenter D, Ross R, Docherty JP：The Expert Consensus Practice Guideline Project：a new method of establishing best practice. Journal of Practical Psychiatry and Behavioral Health 1996 ; 5 : 295-306)。

　しかも，これらの専門家の実名は公表されている。それによって，選ばれた多くの専門家が自分の役割の重要性を認識するようになるからである。一方，これはいかにもアメリカ的ではあるが，選ばれなかった専門家は選ばれなかった理由を調査チームに問い合わせ，次の調査では自分を選ぶべきであるとアピールすることができ，さらに質の高い選択が可能になる。

　本シリーズのもう一つの特徴は，患者および家族の組織が参加して，患者や家族のための手引きを作成している点にある。患者や家族の組織が本ガイドラインシリーズに興味を示すのは，米国の医療経済の問題とも関係している。つまり，現在米国では保険会社が医療の内容まで左右するほどの力を持つようになっている。そうすると，医療の質よりも経済効果の方が優先される危険性が出てくる。そうした流れに危機感を持った患者や家族の組織が，それに対抗するために，裏づけのある具体性をもった治療ガイドラインシリーズに参加するようになったのである。こうした危機感はまた行政の関係者も抱いていて，いくつかの公的機関でも本ガイドラインを採用する動きがある。

　もちろん，米国と日本とでは医療事情が異なっているし，投薬内容や投薬量も違っている。そのために，本ガイドラインをわが国でそのままの形では使えない部分もあるが，参考にできるところは少なくないはずである。なお，認可されている薬剤が日米で異なることを考慮して，本文中に出てくる日本未発売の薬剤は本文中では英語表記のままとし，最後に日本での商品名を含めて一覧表で提示した。

　なお，以上のようにこれまでのガイドラインには，『精神科救急治療』を除いて「患者と家族のための手引き」がつけられているが，今回のガイドラインにはそれがない代わりに実際の臨床に携わる医師のために「解説」が加えられており，この解説を先に読むことにより，このガイドラインの概略がわかるようになっている。

　本シリーズは，今後もさらに対象疾患を増やしていく予定になっているし，すでに作成されたガイドラインも改訂される予定である。それに応じて，日本語版も，改訂を加え版を重ねることができればと願っている。そのためにも，ぜひ，不備な点をご指摘，ご指導いただければ幸いである。

　最後になるが，本シリーズの発刊のために多大なエネルギーをさいて編集作業に当たっていただいているアルタ出版の高原まゆみ氏に心から感謝したい。

慶應義塾大学保健管理センター教授　　大野　裕

エキスパートコンセンサスガイドラインシリーズ
精神病性障害薬物治療の最適化

John M. Kane, M.D.
The Zucker Hillside Hospital and
the Albert Einstein College of Medicine

Daniel Carpenter, Ph.D.
Comprehensive NeuroScience, Inc.

Stefan Leucht, M.D.
he Zucker Hillside Hospital and
Psychiatrische Klinik, Technische
Universitat Munchen

John P. Docherty, M.D.
Comprehensive NeuroScience, Inc.

編集およびデザイン
Ruth Ross, M.A., David Ross, M.A., M.C.E., Ross Editorial

謝辞
データ収集の管理にご尽力頂いたExpert Knowledge SystemsのPaola Vega氏に感謝する。

ことわり：本ガイドライン集は，あくまで診療に対する一般的な提案を述べたものにすぎず，個々の患者への治療や対応に際しては，それぞれの臨床状況を考慮し，医師が自分自身で臨床判断を下さなければならない。本ガイドラインの勧告は，特定の患者に対する適切性や妥当性を示すものではない。本ガイドライン作成者は，ガイドラインの使用から生じ得るいかなる問題に対しても一切の責任を免除されており，その責任を負うことはできない。

「精神病性障害薬物治療の最適化」に関するエキスパートコンセンサス調査参加者

　以下に記すエキスパートコンセンサス調査参加者は，次の情報源により選ばれた：最近の研究論文および交付された助成金，DSM-IV精神病性障害アドバイザー，米国精神医学会の「統合失調症患者治療の診療ガイドライン」作成委員，別の統合失調症ガイドライン作成者，精神病性障害に関する以前のエキスパートコンセンサス調査参加者。統合失調症に関する調査票を50名のエキスパートに送付し，そのうち47名（94％）から回答が寄せられた。ガイドラインで提示した勧告は，エキスパート集団全体としての意見を統計的に処理した結果に基づくものであり，必ずしも各質問に対する個々人の意見を反映しているものではない。

Jorge L. Armanteros, M.D.
University of Miami

Ross J. Baldessarini, M.D.
Harvard Medical School

Nigel Bark, M.D.
Bronx Psychiatric Center

Robert Buchanan, M.D.
University of Maryland & Maryland Psychiatric Research Center

Peter F. Buckley, M.D.
Medical College of Georgia

William Carpenter, M.D.
University of Maryland & Maryland Psychiatric Research Center

Daniel E. Casey, M.D.
Oregon Health & Science University

Guy Chouinard, M.D.
Hopital L-H Lafontaine

Robert R. Conley, M.D.
University of Maryland Baltimore

John G. Csernansky, M.D.
Washington University School of Medicine

David G. Daniel, M.D.
Bioniche Development, Inc.

Michael Davidson, M.D.
Tel-Aviv University

John M. Davis, M.D.
University of Illinois

Lisa Dixon, M.D., M.P.H.
University of Maryland & VA Capitol Health Care Network MIRECC

Michael A. Flaum, M.D.
Iowa Consortium for Mental Health

Rohan Ganguli, M.D.
Western Psychiatric Institute, University of Pittsburgh Medical Center

David L. Garver, M.D.
University of Louisville

Steven Geisler, M.D.
The Zucker Hillside Hospital

John H. Gilmore, M.D.
University of North Carolina

Donald C. Goff, M.D.
Massachusetts General Hospital

Rona J. Hu, M.D.
Stanford University School of Medicine

Paul E. Keck, Jr., M.D.
University of Cincinnati College of Medicine

Samuel Keith, M.D.
University of New Mexico

Matcheri S. Keshavan, M.D.
University of Pittsburgh

John Krystal, M.D.
Yale University School of Medicine

John Lauriello, M.D.
University of New Mexico

Robert Paul Liberman, M.D.
UCLA School of Medicine

Jean-Pierre Lindenmayer, M.D.
NYU School of Medicine

Stephen Marder, M.D.
West LA Healthcare Center

Joseph McEvoy, M.D.
Duke University Medical Center

Alan Mendelowitz, M.D.
The Zucker Hillside Hospital

Alexander Miller, M.D.
University of Texas Health Science Center at San Antonio

Del D. Miller, M.D, Pharm.D.
University of Iowa

Henry A. Nasrallah, M.D.
University of Cincinnati

John Newcomer, M.D.
Washington University School of Medicine

Gary Remington, M.D.
University of Toronto

Samuel C. Risch, M.D.
University of California at San Francisco

Del Robinson, M.D.
Albert Einstein College of Medicine

Nina Schooler, M.D.
The Zucker Hillside Hospital

George Simpson, M.D.
University of Southern California at Los Angeles

Samuel B. Siris, M.D.
The Zucker Hillside Hospital

Thomas E. Smith, M.D.
Columbia University College of Physicians & Surgeons

Rajiv Tandon, M.D.
University of Michigan

Jan Volavka, M.D.
New York University

Peter J. Weiden, M.D.
SUNY Downstate Medical Center

Donna Wirshing, M.D.
UCLA School of Medicine

William C. Wirshing, M.D.
UCLA School of Medicine

目　次

監訳者の序 —— 3

緒言：方法，要約およびコメント ——————————————————— 11

精神病性障害薬物治療の最適化ガイドライン ——————————— 37
ガイドラインの構成と重要用語　38

I　薬剤の選択，用量，等価換算量 ——————————————————— 41
Guideline 1：精神病性障害に対する初期薬物治療の選択　41
Guideline 2：抗精神病薬の適切な用量　44
Guideline 3：治療薬剤モニタリング(血漿濃度を利用したTDM)　46
Guideline 4：不十分な薬剤の処方期間　47
Guideline 5：等価換算量　48
Guideline 6：用量の調整　50
Guideline 7：反応が不十分な場合のストラテジー　53
Guideline 8：再発管理のための薬物治療ストラテジー　63
Guideline 9：安定している患者の用量調整　65
Guideline 10：併発問題の管理　66

II　コンプライアンス(服薬遵守性) ——————————————————— 73
Guideline 11：コンプライアンスのレベル　73
Guideline 12：コンプライアンスの評価　74
Guideline 13：コンプライアンス問題に介入すべきとき　75
Guideline 14：コンプライアンス問題への対処ストラテジー　76

III　持効性注射製剤抗精神病薬 ——————————————————— 79
Guideline 15：持効性注射製剤抗精神病薬の長所　79
Guideline 16：持効性注射製剤抗精神病薬の短所となりうる問題　80
Guideline 17：持効性注射製剤抗精神病薬の使用を支持する要因　81
Guideline 18：経口抗精神病薬から持効性注射製剤非定型薬への切り替えの指標　82
Guideline 19：患者に注射の反復を動機づける要因　84

Ⅳ 緩解と回復の定義 ──────────────── 85
Guideline 20：緩解と回復の指標　85
Guideline 21：緩解と回復の指標となる症状の重症度と改善期間　87

エキスパート調査結果およびガイドライン用参考資料 ──────── 89

解説　精神病性障害薬物治療の最適化のためのエキスパートコンセンサスガイドライン ── 151

付録：「精神病性障害薬物治療の最適化」に引用されている薬剤一覧表　157

緒言：方法，要約およびコメント

John M. Kane, M.D., Stefan Leucht, M.D., Daniel Carpenter, Ph.D.,
John P. Docherty, M.D.

要 約

目的

精神病性障害の治療に際して臨床医が選択できる非定型抗精神病薬の種類は増えてきている。しかし，薬剤の選択，用量や等価換算量，望ましくない副作用の管理，コンプライアンス，再発などに関する数多くの重要な問題に適切に取り組むことに関する臨床試験は行われていない。研究文献において明確に回答が与えられていない問題に対処し，臨床判断を支援するために，精神病性障害の薬物治療に関するエキスパートの意見を集約するコンセンサス調査を行った。

方法

文献の再調査に基づき，60の設問で994の選択肢を持つ調査票を作成した。そのうち約半数の選択肢については，RAND社製の9段階評価尺度の改良版を用いて治療選択の適切性を評価してもらった。残りの選択肢については，回答の記入（平均用量など）や，望ましい選択肢のチェックボックスへのマークを，エキスパートに求めた。調査票を送付したのは精神病性障害の薬物療法を専門とする米国の50名のエキスパートで，47名（94％）から回答を得た。9段階評価での回答の分析では，各選択肢について χ^2「適合度」検定を行い，得点の分布がランダムに広がっていない場合をコンセンサスが得られた選択肢であると定義した。得点の平均値に対する95％信頼区間に基づいて，各選択肢のランク付けを行った（一次選択治療／望ましい選択，二次選択治療／代わりとなる選択，三次選択治療／通常は不適切）。続いて，重要な臨床状況に対して，望ましい治療ストラテジーを示すガイドライン表を作成した。

結果

9段階評価での選択肢の88％で，エキスパート調査参加者のコンセンサスが得られた。精神病性障害の治療として，エキスパートは，非定型抗精神病薬を圧倒的に強く推奨した。初発エピソードの患者に対しても，複数エピソードの患者に対しても，リスペリドンが最善の治療とされ，臨床状況に応じて，その他の新しい非定型抗精神病薬も一次選択治療または上位二次選択治療とされた。複数エピソードの患者に対する上位二次選択治療には，clozapineと（利用可能ならば）持効性注射製剤の非定型抗精神病薬も含められた。用量に関するエキスパートの推奨は，薬剤の注意書きとよく一致した。複数の抗精神病薬間の等価換算見積もりは，線形のパターンを示した。

抗精神病薬を試みる期間は3-6週間が適切とエキスパートは考えているが，部分的に反応が得られているときに処方を大きく変える場合は，もう少し長く（4-10週）待つ。非定型抗精神病薬と持効性抗精神病薬で反応の改善を試みる場合は，他の薬剤に切り替える前に，用量を増加することをエキスパートは推奨する。従来型抗精神病薬で種類の切り替えの前に用量を増やすかどうかについては，それほど意見の一致が見られなかった。おそらく用量を増やしたときの副作用に対する懸念があるものと思われる。反応が不十分であるために薬剤を切り替えるときは，もとの薬が何であったかにかかわらず，リスペリドンに変えるのが第一の選択とされた。何種類の薬剤を試みた後でclozapineに切り替えるべきかに関してエキスパートの推奨には少々ばらつきがあるが，2種類の非定型抗精神病薬で反応が得られなかった場合には，clozapineへの切り替えが示唆された。自殺行動がみられる患者にはclozapineが第一に選択される抗精神病薬である。経口の抗精神病薬の切り替えに際しては，クロス・タイトレーションが望ましいストラテジーであるとエキスパートは考える。注射製剤の抗精神病薬への切り替えに際しては，注射薬の治療レベルが達成されるまで経口

抗精神病薬の使用を続けることの重要性を，エキスパートは強調する。

　コンプライアンスが部分的な患者に対しては，心理社会的介入が一次選択ストラテジーとされ，まったくコンプライアンスのないことが明らかな患者に対しては，薬理的介入が一次選択とされた。しかし，コンプライアンスがまったくないのか，部分的なのかの区別は困難なため，編者は，コンプライアンスを改善するためには可能な限り心理社会的介入と薬理的介入を併用するよう推奨した。コンプライアンスの問題が原因で再発した場合や，コンプライアンスに関して何らかの疑いがある場合には，持効性注射製剤の抗精神病薬，可能ならば注射製剤の非定型薬の使用をエキスパートは推奨した。また，コンプライアンスの問題が関わらない多くの臨床状況でも，エキスパートは（利用可能な場合には）注射製剤の非定型抗精神病薬の使用を考慮する。

　抗精神病薬で治療中の患者については，健康問題—とくに肥満，糖尿病，心臓血管系の問題，HIVリスク行動，物質乱用の医学的合併症，大量の喫煙とその影響，高血圧，無月経—をモニターすることの重要性を，エキスパートは強調した。

　患者の反応を高めようとして，補助的治療薬，複数の抗精神病薬，異なるクラスの薬剤の組み合わせ（抗精神病薬と気分安定薬，抗精神病薬と抗うつ薬，など）が処方されることは多いが，エキスパートはこれらのストラテジーをほとんど支持しなかった。ただし，不快／うつを伴う患者に抗うつ薬を，自殺行動を伴う患者に抗うつ薬またはETC，攻撃性／暴力を伴う患者に気分安定薬を処方する場合は例外である。

　緩解，回復の指標について尋ねたところ，緩解の指標としては，急性期の精神病性症状の改善が最も重要であり，回復の評価においては，複数の結果領域（仕事／教育上の機能，対人関係，独立の生活，など）での持続的な改善のほうが重要であるとエキスパートは回答した。

結論

　重要な治療設問の多くについて，高いレベルでエキスパート間のコンセンサスが得られた。エキスパートの意見には限界があり，今後の研究データが優先されるようになると考えられるが，本ガイドラインは，精神病性障害の薬物療法で共通して生じる臨床的問題を取り扱う際の方向性を示すものである。さまざまな治療法の相対的利点に関して臨床医に情報を提供し，また，患者を教育するためにも使用できる。ただし臨床医は，個々の患者のケアに伴う複雑さにすべて対応できるガイドラインなど存在しないこと，これらの推奨の適用にあたっては臨床経験に基づいた健全な臨床判断が必要であることに留意すべきである。
(J Clin Psychiatry 2003；64[suppl 12]：1-100)

■なぜ，抗精神病薬使用に関する新しいガイドラインが必要なのか？

　ここ数年，新世代の抗精神病薬が広く使われるようになり，この状況を反映したガイドラインの提供が重要になっている。しかも，多くの臨床試験が行なわれているにもかかわらず，それらのデータでは適切に扱われていない，精神病性障害の治療に関する大きな実践上の問題が数多くあり，臨床医は日々苦闘を続けている。我々は，この分野のエキスパートが以下の諸点に関して非定型抗精神病薬をどう見ているかを確認しようと考えた。すなわち，薬剤の選択，多様な臨床状況における使用，等価換算量，適切な試用期間，切り替え方法の選択である。また，治療反応性が悪い，あるいは部分的な場合の最良の管理ストラテジーについても是非調査したいと考えた。そのため，エキスパートへの質問には，clozapineへの切り替えまでに何種類の薬剤を試みることを推奨するかといった設問や，数多くの領域での反応を強化する補助的薬物治療ストラテジーの役割についての設問も含めた。近い将来，新しい非定型抗精神病薬初の持効性製剤の発売が予想されるため，精神病性障害患者の治療にこのような新しい製剤がど

のような役割を果たすと考えるかという質問も設けた。また，コンプライアンスの改善や機能的転帰の改善促進に心理社会的介入が果たす役割についても尋ねた。最後に，治療成果への期待が高まっていることを受け，患者の緩解と回復の評価をこの分野のエキスパートがどう概念化しているかについて，とくに回答を求めた。

■エキスパートコンセンサスガイドラインの作成方法

診療ガイドラインを作成するためのエキスパートコンセンサスは，臨床試験をはじめとする実験的データのメタアナリシスという「ゴールドスタンダード」と並んで，医学全体に広がりを見せている。多くの疾患の治療は，利用可能な治療法の併用や順番の組み合わせが膨大な数にのぼり，臨床試験データのみに基づいて治療法を比較し，勧告を呈示することは困難である[1,2]。エキスパートの意見を記述する定量的で信頼性の高い方法が開発されてきており，エビデンスに基づいたガイドラインにみられるギャップを幾分なりとも埋めるのに役立っている。この方法はさまざまな精神障害に活用されている[3-14]。

■調査票の作成

本書ではまず，文献のレビューに基づいて骨格となるアルゴリズムを構築した。そこでは，精神病性障害の治療への抗精神病薬の使用について重要な意志決定ポイント，および実行可能な介入選択肢リストを明らかにすることを目標にした。また，既存の文献では十分に取り上げられていなかったり，明確な回答が得られなかったりする臨床上の重要な問題に焦点をあてた[15]。そして，60項目の質問（選択肢数は合計994）からなる調査票を作成した。質問内容は，薬剤の選択，用量，等価換算量，コンプライアンス問題，持効性非定型抗精神病薬が利用できるようになった場合その最も適切な使用法，統合失調症における緩解と回復の概念の最良の定義に関するものである。

■評価尺度

調査票の選択肢のほぼ半数については，RAND社がエキスパートコンセンサス用に開発したフォーマットにわずかに修正を加えた9段階評価尺度を用いて適切性を評価するよう回答者に求めた[16]。その他の選択肢については，記述式の回答を求めた（薬剤の標的用量など）。また，評価は，研究論文から得た情報(こちらからは文献のレビューは提供しなかった)と，最良の臨床的判断を勘案して行い，費用は考慮に入れないよう求めた。エキスパートには，図1に示す説明をつけて評価尺度を呈示した。質

図1 評価尺度

きわめて不適切 ←　1 2 3　　4 5 6　　7 8 9　→ きわめて適切

9＝きわめて適切：最善の治療
7～8＝通常は適切：一次選択治療としてしばしば行うもの
4～6＝どちらともいえない：ときに，二次選択治療として行うもの（たとえば，患者や家族が望む場合，一次選択治療が奏効しなかった場合，利用できない場合または適切でない場合）
2～3＝通常は不適切：自分ならめったに行わない治療

図2　質問の実際例

問26
自殺行動のみられる患者に対する治療として，下記の抗精神病薬の適切性をランク付けしてください。その問題に対して最も適切であると考える薬剤を最も高いランクに評価してください。

経口製剤

Aripiprazole	1 2 3	4 5 6	7 8 9
Clozapine	1 2 3	4 5 6	7 8 9
オランザピン	1 2 3	4 5 6	7 8 9
クエチアピン	1 2 3	4 5 6	7 8 9
リスペリドン	1 2 3	4 5 6	7 8 9
Ziprasidone	1 2 3	4 5 6	7 8 9
高力価従来型薬	1 2 3	4 5 6	7 8 9
中力価従来型薬	1 2 3	4 5 6	7 8 9
低力価従来型薬	1 2 3	4 5 6	7 8 9

注射製剤

持効性デポ製剤従来型薬	1 2 3	4 5 6	7 8 9
持効性注射製剤非定型薬	1 2 3	4 5 6	7 8 9

問の実際例として，問26を抜粋して図2に示す。

■エキスパート調査参加者の構成

以下の情報源から，統合失調症治療で指導的立場にある米国内のエキスパート50名を特定した：最近の研究論文および交付された助成金のリスト，DSM-IVの精神病性障害のアドバイザー，米国精神医学会の「統合失調症患者治療の実践ガイドライン」作成委員[17]，患者転帰研究チーム（PORTガイドライン）のメンバー[18]，以前の精神病性障害エキスパートコンセンサス調査の参加者[4,7]。参加者には500ドルの謝礼金を提供した。参加者は調査票の記入に2時間以上を要したと報告した。本プロジェクトはJanssen Pharmaceutica, L.P.より無制限の助成金による支援を受けているが，偏見の入る危険性を抑えるため，参加者には，調査を終えるまで本プロジェクトのスポンサーのことは知らせないようにした。

調査票を送付した50名のエキスパートのうち，47名（94％）から回答を得た。回答者は全員医師であり，1名は公衆衛生修士，1名は薬学博士の学位も有していた。回答者は，女性が6名（13％），男性が41名（87％）だった。平均年齢は52歳で，診療または研究の実務年数は平均24年だった。40％は勤務時間の半分以上の時間を，43％は4分の1の時間を診療にあてていると報告した。エキスパートの半分以上は大学で臨床または研究に携わっており，19％は民間の施設で診療にあたり，17％は公的機関で働いていた。47名の回答者のうち，98％が過去5年以内に抗精神病薬の関係する研究プロジェクトに参加し，87％が連邦（NIMHまたはNIH）から研究主任として研究助成金を受け，96％が民間から研究主任として助成金を受けていた。回答者に助成金や講演料，研究資金を出している組織団体は多岐にわたるが，30％以上の回答者がサポートを受けたと報告している製薬会社は以下の通りであ

る：Eli Lilly（回答者の83%），Janssen（77%），Pfizer（72%），Bristol-Myers Squibb（57%），AstraZeneca（57%），Abbott（30%），Novartis（32%）。

■評価尺度に基づいて評価された選択肢についてのデータ解析

まず，各選択肢ごとに，適切性の3つの範囲（1～3，4～6，7～9）に対する得点の分布について χ^2 検定（$P<0.05$）を行い，分布が偶然に起こったものでないことを確認することでコンセンサスの有無を判断した。次に，平均値と95%信頼区間（CI）を算出した。一次，二次，または三次選択治療への分類は，CIの最低値に基づいて行い，その値が6.5以上ならば一次選択治療，3.5以上6.5未満ならば二次選択治療とした。一次選択治療のうち，エキスパートの50%以上が9をつけた選択肢を「最善の治療」に分類した。

■記述式の選択肢についてのデータ解析

用量に関する多くの質問では，記述式の回答を求めた。この種の質問では極端に飛び離れた回答が多数得られるのが普通である。本調査では，この種の質問結果の解析にあたって，ウィンザライズ処理[19]を行った。すなわち，最高・最低の回答を，2番目に高い回答と2番目に低い回答にそれぞれ置き換えて計算した。実際問題として，ウィンザライズは，平均値から上か下かどちらか1つの方向にのみ飛び離れた回答があった場合にしか分布に影響を与えない。この場合，その極端な値が2番目に極端な値に置き換えられる。この処理を採用した理由は，回答が1つだけ極端に飛び離れている場合，回答者がその質問について他の人とは違う解釈をした可能性が考えられるからである。極端な回答が2つあれば，その可能性は低くなる。ウィンザライズ済みのデータを用いて，用量への質問ごとに，平均と標準偏差（SD）を計算した。ガイドラインでは，こうして集計計算された平均値とSDを，薬剤ごとの錠剤の力価に基づき，最も近い利用可能な用量に調整して示した。

■調査結果の表示

自殺行動のみられる患者に対する抗精神病薬の選択を尋ねる問26（図2）の結果を，図3にグラフで示す。各治療選択肢のCIを横長のバーで示し，数値を右の表に呈示している。

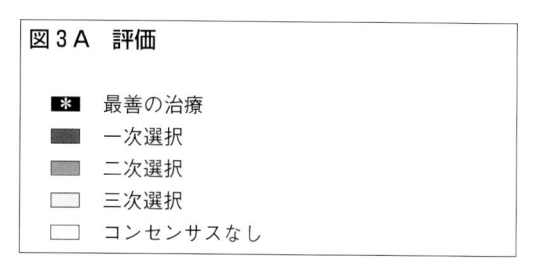

```
図3A  評価
 ✱   最善の治療
 ■   一次選択
 ▨   二次選択
 □   三次選択
 □   コンセンサスなし
```

一次選択治療とは この調査に対するエキスパートの回答を統計的に集計した結果，最も得点が高かった治療法であり，当該状況の初期治療としてエキスパートが通常適切であると考える治療法である。最善の治療とある場合には，とりわけ強く推奨する一次選択（エキスパートの50%以上が「9点」をつけた治療法）である。複数の一次選択治療の中から1つを選択する場合，もしくは，ある一次選択治療を行うかどうか決定する場合には，過去の治療に対する反応，副作用，一般的な医学的問題，および患者の希望など，患者の臨床状況を包括的に考慮すべきである

二次選択治療とは 一次選択治療に忍容性のない患者や，反応しない患者に対しての妥当な選択である。ある患者にとって一次選択治療が不適切と思われる場合（たとえば，過去の治療に対する反応が不十分，投与法が不便，とくに不快な副作用，一般的な医学的禁忌，薬物相互作用の可能性，または一次選択治療についてエキ

スパートの意見が一致していない場合）には，代わりに二次選択治療を初期治療として選択することになる。いくつかの質問では，とくにエキスパート間で一次選択治療としてコンセンサスの得られる治療法がない場合だが，二次選択治療が上位に来ていることがある。このような場合は，複数の二次選択治療の中で差をつけるため，CIが一次選択治療の範囲にかかっているものを「上位二次選択治療」として区別した。

三次選択治療とは　通常は不適切なもので，好ましいとされる治療が奏功しなかった場合にのみ行うものである。

コンセンサスなしとは　調査の各項目について χ^2 検定を行い，エキスパートの回答が3つの分類にランダムに分布していないかを確認した。ランダムな分布はコンセンサスが得られていないことを示しており，そのような項目については，「調査結」の表中で白抜きのバーで示した。

治療法の間の統計的な差　大半の治療法は優位性検定を行わなかったが，CIの重複はt検定で選択肢間に有意差がないことを示しているので，読者は「調査結果」の表でCIが重複しているかどうかをみて治療法間の有意差を判断することができる。CIのバーとバーの間が広ければ広いほど，P値は小さくなる（すなわち，有意差は大きくなる）。いくつかの質問では，同じランク内でも顕著で重要な差がみられたため，場合によってはこれについてコメントしている。しかし，同じランクとなった選択肢間には統計的に有意差のない場合が多い。また，最下位の一次選択と最上位の二次選択との間に統計的な差がないこともある。

図3B　調査結果のグラフ（問26　自殺行動の項）

26 併発問題
自殺行動のみられる精神病性障害患者に対する治療として，下記の抗精神病薬の適切性をランク付けしてください。最も適切であると考える薬剤を最も高いランクに評価してください。

	95%信頼区間			平均(SD)	最善の治療	一次選択治療	二次選択治療	三次選択治療
	三次選択治療	二次選択治療	一次選択治療			%	%	%
【自殺行動】								
経口Clozapine			✱	8.3 (1.1)	59	95	5	0
経口リスペリドン				6.8 (0.9)	2	64	36	0
経口オランザピン				6.7 (1.2)	2	62	33	4
経口Ziprasidone				6.2 (1.6)	3	51	41	8
経口Aripiprazole				6.1 (1.2)	0	35	62	3
経口クエチアピン				6.0 (1.4)	0	41	51	7
持効性注射製剤非定型				5.8 (1.8)	3	41	46	13
持効性デポ製剤従来型注射薬				4.6 (1.8)	0	13	56	31
経口中力価従来型				4.0 (1.8)	0	7	49	44
経口高力価従来型				3.9 (1.9)	0	7	42	51
経口低力価従来型				3.8 (1.8)	0	5	50	45
	1　2　3　4　5　6　7　8　9							

■調査結果からガイドラインへ

調査票を解析して治療法をランク付けしたのち、これらのエキスパートによる勧告を利用者が使いやすいガイドラインに編集する作業を行った。一般に3段階の推奨を提示した。一次選択治療、高位の二次選択治療（CIのバーが一次選択と二次選択の境界にかかっているもの）、その他の二次選択治療の3つである。一部のガイドラインでは、「好ましい選択肢」（一次選択治療）と「考慮する選択肢」（二次選択治療）とだけ提示した。同一ランク内で複数の選択肢が挙げられる場合には、平均値の高い順に提示した。例として、上に示した問26を見てみる。この質問に対する完全な結果は本書p.121～123に掲載されており、それを利用したガイドラインは10Aである。自殺行動のみられる患者に対しては、clozapineが最善の治療であり、上位二次選択治療が経口のリスペリドン、オランザピン、ziprasidoneである。

■コンセンサスの程度

9段階評価尺度で評価を求めた474の選択肢のうち、χ^2検定により定義されるコンセンサスが得られたのは、418の選択肢（88％）であった。一次選択として推奨される治療がなかった場合は、最上位評価を受けた二次選択治療を「好ましい」治療とし、その旨をガイドライン中で示した。

■結果およびコメント

以下の各項において、ガイドライン中の主要な推奨を要約し、エキスパートの推奨と既存の研究文献との関連を考察する。調査から得られた完全なデータセットをp.89～149に掲載する。このデータに基づいて作成したガイドラインはp.37～87に掲載する。

■初期治療に使用する薬剤の選択

統合失調症の治療に利用できる薬剤は非常に増えている。選択肢の拡大は患者にとって良い治療成果を生む可能性を高めているが、臨床医は、個々の患者に最適の薬剤を選択する際の複雑化にも直面している。現在の教科書は、利用できる抗精神病薬は、clozapineを除きすべて、最適用量で与えた場合には同等の効果を示すと述べている[20]。しかし、少なくとも従来型の抗精神病薬に関しては、これらの記述が依拠していたのは、治療効果のわずかな、あるいは大きくはない差異を検出するには不十分な少数の研究であり、こうした記述に偏りがあった可能性はある。さらに、治療選択に大きく影響するであろう副作用の特徴には、重要な相違が存在する[21,22]。

現在利用できるすべての抗精神病薬について、初発エピソードの患者と複数エピソードを経験している患者のそれぞれに対し、主要な症状別に適切性をランク付けするようエキスパートに求めた。本調査では抗精神病薬の経口製剤と持効性の注射製剤のみについて尋ねた点に注意が必要である。以下の結果の考察において、とくに注記しない場合、薬剤はすべて経口製剤である。

中心症状が陽性症状である初発エピソードの患者に対して、エキスパートは、リスペリドンを最善の治療とみなした。この臨床状況に対して推奨されるその他の薬剤としては、aripiprazole、オランザピン、ziprasidone、クエチアピンがある（前者2つは一次選択、後者2つは上位二次選択だが、これらの間に大きな差はなく、エキスパートの約2/3はすべて一次選択とランク付けした）。

中心症状が陰性症状である初発エピソードの患者に対して、エキスパートは、新しい経口非定型抗精神病薬のいずれかを推奨した。リスペリドンとaripiprazoleが第一次選択治療、他の

3種は上位二次選択治療とランク付けされた。しかし，すべての選択肢の間に大きな差はなく，CIの差もわずかだった。

顕著な陽性症状と陰性症状がともに顕著な初発エピソードの患者に対して，エキスパートは，リスペリドンが好ましいとした。この臨床状況に対して推奨されるその他の薬剤としては，aripiprazole，ziprasidone，オランザピン，クエチアピンがある（ここでもやはり，4つの選択肢の間に大きな差はなく，CIの差もわずかだった）。

本調査時点で持効性注射製剤非定型抗精神病薬は米国では利用できないが，利用できる国もある。本調査では，この製剤が利用できるとしたらどうするかについて評価するようエキスパートに求めた。初発エピソードの患者に対する持効性注射製剤非定型抗精神病薬の使用については，エキスパート集団のランク付けにばらつきがあり，この項目でのコンセンサスは得られなかった（エキスパートの約1/4はこれを一次選択とランク付けし，約1/3は三次選択とランク付けした）。初発エピソードの患者に対してエキスパートは，経口，デポ製剤とも従来型抗精神病薬を推奨しなかった（いずれのケースでも従来型抗精神病薬は三次選択とランク付けされた）。

中心症状が陽性症状である複数のエピソードを経験している患者に対して，エキスパートは，リスペリドンを最善の治療とみなした。この臨床状況に対して一次選択として推奨されるその他の薬剤には，aripiprazole，ziprasidone，オランザピン，クエチアピン，持効性非定型抗精神病薬がある。Clozapineは上位二次選択としてランク付けられた。その他の二次選択には，持効性従来型抗精神病薬（デポ薬）と，経口高力価従来型抗精神病薬があった。

中心症状が陰性症状である複数のエピソードを経験している患者に対しては，リスペリドンとaripiprazoleとziprasidoneが一次選択，オランザピン，クエチアピン，持効性非定型抗精神病薬，clozapineが上位二次選択とされた。すべての選択肢の間に傾向としてばらつきはなく，CIの差もわずかだった。持効性デポ製剤の従来型抗精神病薬は上位ではない二次選択だった。

陽性症状と陰性症状がともに顕著な複数のエピソードを経験している患者に対して，エキスパートは，リスペリドンの使用が好ましいとし，次にaripiprazoleを挙げた。その他，ziprasidoneとオランザピンが一次選択，持効性非定型抗精神病薬，クエチアピン，clozapineが上位二次選択だった。これらの選択肢の間に大きな差はなく，CIの差もわずかだった。上位でない二次選択としては，持効性デポ製剤従来型抗精神病薬と，経口高力価従来型抗精神病薬があった。

過去に精神病性のエピソードの既往歴を持つ患者に対しては，エキスパートは明らかに，clozpaineや持効性注射製剤抗精神病薬の使用意図が高かった。中力価，低力価の従来型抗精神病薬の使用は，エキスパートは推奨しなかった。また，経口高力価従来型抗精神病薬についても，非常に限られた支持しか得られなかった。

■**抗精神病薬の適切な用量**

エキスパートの推奨用量は一般に，薬の包装に表示されている推奨用量とよく一致した。オランザピンとクエチアピンについては，エキスパートによる急性期治療の最高用量の推奨が，臨床試験における安全性データが入手できる最高用量よりもやや高かった（安全性データは，オランザピンで20mgまで，クエチアピンで800mgまで）。調査参加者は一般に，初発エピソードの患者よりも複数エピソードを経験している患者に，高用量を使用する。維持治療の推奨用量は，急性期治療の用量よりも少なかった。

■治療薬剤モニタリング（TDM）の利用

　どの抗精神病薬について血漿中濃度分析が利用できるか，またその濃度数値を用量の調整に利用しているか，どのように利用しているかについて尋ねた。50％以上のエキスパートが，clozapine，ハロペリドール，デカン酸ハロペリドールについてのみ血漿中濃度が利用できると回答した。臨床的に血漿中濃度が最も有用であるとエキスパートが考える薬剤はclozapineだった。半数以上のエキスパートが，clozapineとハロペリドールの血漿中濃度をコンプライアンスのモニタリングのために利用している。88％のエキスパートが，おもに不十分な反応や副作用が問題になっているケースで，用量の調整のためにclozapine濃度を利用している。50％のエキスパートが，不十分な反応や副作用が問題となっている患者の用量を調整するために，経口ハロペリドールまたはデカン酸ハロペリドールの血漿中濃度を利用している。

■等価換算量

　各種抗精神病薬の間の等価換算は，重要ではあるが容易には解決しない問題である。従来型の抗精神病薬については，ドーパミン受容体とのそれぞれの親和性から一定の推定が可能である[23]。新しい非定型抗精神病薬については，問題ははるかに複雑になる。これらの効果がドーパミンだけでなくおそらくほかの受容体，とくにセロトニン受容体と関連しているためである。そこでエキスパートには，さまざまな用量のハロペリドールに対して等価と考えられる従来型および非定型抗精神病薬の用量を記入してもらった。この質問の目的は，旧世代の従来型抗精神病薬と新世代の非定型抗精神病薬の間の等価換算の感触をつかむことにあった。同様に，さまざまな用量のリスペリドンに対してエキスパートが等価と考える従来型および非定型抗精神病薬の用量も記入してもらった。こちらの質問の目的は，新世代の非定型抗精神病薬の間の等価換算の感触をつかむことにあった。全体として，エキスパートの回答は線形のパターンを示した。これは，等価換算の計算に一次式を適用できる可能性を示唆している。いずれの薬剤についても，エキスパートがハロペリドール30mgと等価と考える用量が，エキスパートが急性期治療の最高用量とした量よりも高くなっている点は興味深い（GUIDELINE 2参照：p.44〜45）。また，エキスパートがリスペリドン10mgと等価と考える用量は，ハロペリドール20mgと等価と考える用量ときわめて近かった。

■用量の調整

　データの示すところによると，患者の特定の性質と必要な用量の調整との間には関連性がある。たとえば，喫煙は一部の抗精神病薬の血漿中濃度を下げることがある[24]し，チトクロムP450酵素に関わる遺伝子多型の影響と向精神薬の代謝に関する文献は増え続けている[25]。高齢の患者が抗精神病薬の副作用を受けやすいこともわかっている[26]。しかし，個々の患者の諸要因が臨床にどう関わるかは，つねに明らかなわけではない。そこで我々はエキスパートに，急性期の抗精神病薬の用量調整にあたりどの要素を考慮するか尋ねた。急性期の抗精神病薬の用量調整に際してエキスパートが最も重視する要素は，他の薬剤の併用，患者の年齢，肝臓病の存在である。薬剤の併用が重視されたことは，薬剤間の相互作用とその影響可能性についての知識が増大してきたことの反映である。その他考慮される要素として重要なものに，心臓血管系と腎臓の病気の存在，喫煙の有無，体重がある。患者の性別の重要性についてはコンセンサスは存在しなかった。エキスパートの30％は，用量調整のためにつねに患者の性別を考慮すると回答しているが，23％はほとんどあるいは

まったく考慮しないと回答している。多くのエキスパート（45%）が用量調整に際して患者の体重を考慮することがときどきしかないと回答している点は驚きに値する。この結果は，統合失調症患者の体重について，そして一定用量の抗精神病薬を用いたときの血中濃度に体重が与える影響について，臨床医が適切な注意を払わない傾向にあるという事実を反映しているものと思われる。

■ **特定の年齢層に対する用量の選択**
小児および思春期患者に対する用量選択　エキスパートの過半数は，精神病性障害をもつ12歳以下の小児に対して以下の薬剤を通常は使用しない：aripiprazole, clozapine, クロルプロマジン，フルフェナジン，ペルフェナジン，チオリダジン，thiothixine, trifluoperazine, デカン酸フルフェナジン，デカン酸ハロペリドール。また，エキスパートの過半数は，精神病性障害のある思春期の患者（13－18歳）に対して以下の薬剤を通常は使用しない：クロルプロマジン，ペルフェナジン，チオリダジン，thiothixine, trifluoperazine。小児患者に対する推奨用量は一般に，成人患者に対する量（GUIDELINE 2参照：p.44～45）より低い。思春期患者に対する推奨用量は，成人患者に対する量よりもやや低いだけである。これらの結果は，小児および思春期の患者に対する最適用量について，さらにデータが必要であることをはっきりと示している。

高齢患者に対する用量選択　エキスパートは一般に高齢患者に対して，若年の患者に対するよりも低用量を推奨する。これはおそらく，以前の推奨を反映したもので，高齢患者のほうが代謝が遅く，副作用にも敏感であることを懸念してのことである[26]。また，高齢患者では身体疾患が併存していたり，複数の薬剤を服用していたりする例が多く，副作用や薬剤の相互作用が生じる危険性が高い。エキスパートは一般に，痴呆の高齢患者に対しては，精神病性障害の高齢患者よりも低用量を推奨している。エキスパートの過半数は，精神病性障害または痴呆の高齢患者に対して以下の薬剤を通常は使用しない：クロルプロマジン，チオリダジン，thiothixine, trifluoperazine。また，痴呆の高齢患者に対しては，70%がデカン酸フルフェナジンとデカン酸ハロペリドールを避ける。

■ **治療への反応が不十分な場合**
適切な治療の試み　抗精神病薬の効果の時間的推移についてはよくわかっていない[27]。最近になって，一般に抗精神病薬は作用の発現が遅れることはなく，治療開始後第1週目から臨床効果が現れはじめることがはっきりしてきた[28]。それ以後，患者は長い時間をかけて改善し続けていく。我々はエキスパートに，抗精神病薬を試みる適切な期間について尋ねた。最初に処方した抗精神病薬または次の抗精神病薬にほとんどあるいはまったく反応が見られない場合，治療処方を大きく変えるまで，エキスパートは最低3週間，最高6週間待つことを推奨した。処方の大きな変更とは，用量の大幅な増加または別の薬剤への切り替えである。患者が治療に対して部分的な反応を見せている場合には，最初の抗精神病薬については4－10週，次の抗精神病薬については5－11週と，待つべき期間が伸びた。部分的に反応がみられる場合，とくに2番目の薬剤については，そうでない場合よりもエキスパートは長く待つという点に注意すべきである。その推奨の相違はきわめて大きいというほどではないが，これらの問題に取り組むコントロールされた臨床試験データが存在しないことを考慮すると，この結果は興味深い。また，この結果が1996年の『Expert Consensus Guidelines on the Treatment of Schizophrenia』[4]

における推奨に近い点にも注意を要する。以前の推奨では，別の薬物治療ストラテジーに切り替えるまでに，反応がない場合で3－8週，部分的反応の場合に5－12週，待つとされていた。

抗精神病薬を切り替えるとき　各抗精神病薬について，複数のエピソードを経験している患者がその薬剤の平均標的用量（GUIDELINE 2の推奨標的用量参照：p.44～45）に十分に反応しない場合，用量を増やすか，別の薬剤に切り替えるかをエキスパートに尋ねた。Clozapineとオランザピンについては，90％以上のエキスパートが，薬剤を切り替える前にまず用量を——clozapineは850mg/dayまで，オランザピンは40mg/dayまで——増やすと回答した。クエチアピンとリスペリドンについては，80％以上が切り替え前に用量を——クエチアピンは1100mg/day，リスペリドンは10mg/dayまで——増やすと回答した。Aripiprazole, ziprasidone, デカン酸フルフェナジンとデカン酸ハロペリドールでは，約60％あるいはそれ以上のエキスパートが用量を増やすと回答した。チオリダジン以外の従来型経口抗精神病薬で，推奨標的用量への反応が不十分な場合に，用量の増量と薬剤の切り替えのどちらが優れたストラテジーであるかについて，エキスパートの意見はほぼ半々に分かれた。チオリダジンについては，67％が別の薬剤に切り替えると回答した。従来型経口薬の場合，高用量での副作用，とくに錐体外路系の副作用（EPS）と遅発性ジスキネジア（TD）への懸念から，エキスパートは用量の増量に比較的消極的であるものと思われる。

抗精神病薬の切り替え：次の薬剤の選択と用量
最初の薬剤への反応が不十分だった場合，切り替えて使う最初の抗精神病薬と，その次の抗精神病薬をエキスパートに尋ねた（問15）。この質問に対して10％以上のエキスパートが回答した薬剤をGUIDELINE 7B（p.55～57）の表に掲げてある。非定型抗精神病薬2剤を試みた後clozapineに切り替えると回答したエキスパートは30％以上という程度だったが，質問18では，エキスパートの70％が，この状況でclozapineを一次選択ストラテジーに推奨した点には注意を要する。質問15と18の間のこの回答の食い違いは，おそらく質問の仕方の違いを反映したものだが，治療アルゴリズムの中でのclozapineの最適の位置づけが，この分野でまだ確定していないことの表れでもあるだろう。編者は，非定型抗精神病薬2剤に対する反応が不十分な場合にclozapineへの切り替えを推奨すると約2/3のエキスパートが回答した質問18の結果を支持する。従来型の抗精神病薬から始めた患者では，clozapineに移行する前に，その他の非定型抗精神病薬2剤を試みるエキスパートが比較的多かった。

第2，第3の抗精神病薬の標的用量に関するエキスパートの推奨は，ほとんどGUEDELINE 2に示した急性期の標的用量と同じだった。ただし，とくに第3の薬剤に関しては，投与範囲の上限用量の使用を考慮する傾向があった。

切り替えストラテジー　最近，1つの抗精神病薬から別の抗精神病薬へのさまざまな切り替えストラテジーを比較する研究がいくつか行われている[29,30]。これらの研究では，各ストラテジー間の結果に大きな相違はないという結論が出ていることが多い。しかし，研究対象となっている抗精神病薬は少数であり，ストラテジー間で選好が生じる実践的理由があるかもしれないと考え，エキスパートに，各経口非定型抗精神病薬への切り替えに際して用いるストラテジーを尋ねた。最初の抗精神病薬は，中止の際に漸減する必要はないものと仮定した。Clozapine以外の経口非定型薬への切り替えに際しては，

エキスパートはクロス・タイトレーション（最初の抗精神病薬を徐々に漸減しながら次の抗精神病薬を徐々に増やす）または重複して漸減するoverlap and taper（最初の抗精神病薬は用量を維持して継続しながら次の抗精神病薬を治療レベルにまで漸増し，その後に最初の抗精神病薬を漸減する）ことを推奨した。この2つのストラテジーのうち，クロス・タイトレーションを一次選択と考えるエキスパートのほうが多い。Clozapineへの切り替えに際しては，エキスパートはクロス・タイトレーションを推奨した。Clozapineは比較的ゆっくりと漸増する必要があるが，おそらくこの結果はそのことを反映している。Clozapineへの切り替えでは，重複して漸減する方法も考慮される（上位二次選択）。

持効性注射製剤抗精神病薬への最適な切り替え法を判断するために使えるエビデンスベースのデータは，さらに少ない。そこでエキスパートに，そのような状況でのストラテジーを尋ねた。デポ製剤の従来型抗精神病薬への切り替えに際して，エキスパートは，注射製剤抗精神病薬の治療レベルが達成されるまで経口抗精神病薬を用量を維持して継続し，その後経口抗精神病薬を漸減するストラテジーか，または，最初の注射後，経口抗精神病薬を徐々に漸減しはじめるストラテジーか，どちらかを推奨した。前者のストラテジーを支持するエキスパートのほうが多かった。注射製剤抗精神病薬の治療レベルが達成されたなら即座に経口抗精神病薬を中止するストラテジーを考慮するエキスパートもいた。持効性非定型抗精神病薬への切り替えの推奨もほぼ同様だった。ただし，注射製剤抗精神病薬の治療レベルが達成されるまで経口抗精神病薬の用量を維持して継続し，その後経口抗精神病薬を漸減するストラテジーへの支持のほうが強かった。最初の持効性注射薬の投与時点で経口抗精神病薬を中止するストラテジーについて，エキスパートがまったく推奨しなかった点に留意する必要がある。このストラテジーだと，切り替えの期間中に患者に十分な抗精神病薬が投与されず，再発のリスクが潜在的に増加するためである。

部分的反応を改善するストラテジー　部分的に反応はしているが不十分である（たとえば一部陽性症状が持続している）患者の反応を改善するストラテジーとして，さまざまな選択肢の適切性をエキスパートに尋ねた。いずれの選択肢についても，エキスパートはあまり支持せず，多くは三次選択治療とランク付けられた。おそらくこれらのストラテジーに関する経験的なデータが欠けていることを反映した結果であろう。たとえば，気分安定薬がしばしば抗精神病薬と併用されるが[31]，最近のメタ分析によると，統合失調症患者にカルバマゼピンを補助薬として投与しても益はないことがわかっている[32]。この分野での試験の大半はパワーが不足している。注目に値する例外として，最近ではバルプロ酸追加による増強に関する試験がある。この試験では，作用がより早く現れることが明らかになった。しかし，この優越性も時間とともに失われる[33]。

経口の従来型または非定型抗精神病薬に十分に反応しなかった患者に，第2の経口非定型薬を追加する方法は，上位ではない二次選択治療とされた。この分野で複数の抗精神病薬の併用が広く行われていることを考えると，この結果は注目に値する。臨床試験による支持的なデータやエキスパートオピニオンによるガイドがないにもかかわらず続けられているこの治療法のために，治療コストがかさんでいる。また患者にかかる副作用の負担の可能性も増大する。複数の研究によると，複数の抗精神病薬を使用している患者は，1つだけ処方されている患者よりも，一般に等価換算で多くの用量を摂取して

いるからである。

Clozapineの使用　Clozapineは治療抵抗性の統合失調症への適応がある。[35]しかし，治療抵抗性の定義の仕方は臨床医によって異なっており，普遍的に受け入れられている統合失調症の治療抵抗性の基準は存在していない。そこでエキスパートに，clozapineへの切り替えを考える可能性の最も高い臨床状況はどのようになものかについて尋ねた。エキスパートは，1剤またはそれ以上の従来型抗精神病薬と2剤の非定型抗精神病薬を適切に試みて反応が得られない患者に対してclozapineを試みるのが最善のストラテジーであると考えていた。また，1剤またはそれ以上の従来型抗精神病薬とすべての非定型抗精神病薬を試みて反応が得られない患者に対して用いるストラテジーも最善とされた。しかし，13％のエキスパートはこの選択肢を三次選択とした。おそらくclozapine以前に他の5つの非定型抗精神病薬をすべて試みる利点はないと考えるためであろう。エキスパートはまた，2剤または3剤の非定型薬を試みて反応が得られない患者，または1剤またはそれ以上の従来型薬と1剤の非定型薬で反応が得られない患者に対して，clozapineを一次選択としている。従来型薬2剤または非定型1剤で反応が得られない患者にclozapineを考慮するエキスパートもいたが，この選択肢への支持は比較的少なかった。Clozapineへの切り替えの最も適切なタイミングはいつかという問題は，臨床治療の裏づけとなるデータがほとんどなく，議論の続く領域にある。実際我々は，clozapineを使う前に複数の薬剤を試みることで患者に害を与えている可能性もある。（上記「抗精神病薬の切り替え」の考察を参照）

■ **再発の管理**

残念なことに，薬剤研究は，抗精神病薬が陽性症状に対して有効かどうかを判定した段階で終わってしまうことが多い。再発管理ストラテジーなどの，治療段階の連続に関するデータは，ほとんど入手できない。そこで，エキスパートの意見が意味を持つことになる。

経口抗精神病薬服用時の再発　入手できるすべての証拠（家族の報告，血漿中濃度など）に基づいて，コンプライアントである（服薬指示を遵守している）と臨床医が考える患者が再発した場合，エキスパートは，別の経口抗精神病薬への切り替えか，現行の薬剤の増量を推奨した（上位二次選択）。編者が知る限りでは，これに関する調査は小さなパイロット試験が1つしかなく，そこでは32名の再発患者において，フルフェナジンの用量を増やした場合と同量を維持した場合とで差は見られなかった[36]。その他の二次選択としては，持効性注射製剤抗精神病薬が考慮された。複数の研究から，臨床医が患者のコンプライアンスの評価を誤ることはよくあることがわかっており[37]，注射製剤の選択にはおそらく，患者が実際にはコンプライアントでない可能性もあるとの懸念が反映している。

臨床医が患者のコンプライアンスの程度に確信が持てなかったり，コンプライアントでない明らかな証拠があったりする場合の，エキスパートの一次選択の推奨は，持効性注射製剤非定型薬への切り替えだった。また，持効性従来型デポ製剤抗精神病薬も考慮された（上位二次選択）。臨床医がコンプライアンスの程度を確信していない場合，エキスパートは経口抗精神病薬への持効性非定型薬の追加も考慮した。

持効性注射製剤抗精神病薬投与時の再発　持効性従来型抗精神病薬を投与されている患者が再発した場合，エキスパートの一次選択の推奨は，持効性注射製剤非定型抗精神病薬への切り替えだった。持効性従来型薬の用量または注射頻度

の増加も考慮された（上位二次選択）。

　持効性注射製剤非定型抗精神病薬を投与されている患者が再発した場合，エキスパートの一次選択の推奨は，注射製剤抗精神病薬の増量だった。また，反応を高めるため，その注射製剤抗精神病薬の経口製剤の追加も，エキスパートは強く考慮した（非常に上位の二次選択）。従来型デポ製剤抗精神病薬への切り替えについては，エキスパートは推奨しなかった（三次選択）。

■**安定している患者の用量調整**

　患者が非定型抗精神病薬か，デカン酸フルフェナジンまたはデカン酸ハロペリドールの治療を受けている場合，エキスパートの半数以上が，急性期に効果的だった用量を維持治療期にも続ける。ただし，オランザピンとリスペリドンでは，40％以上が減量する。経口従来型抗精神病薬については，エキスパートの半数以上が，維持治療期には用量を減らすと回答した。ただし，回答比率に大きな差はなく，従来型抗精神病薬でも，40％以上のエキスパートが，急性期の用量を維持することを推奨した。この領域にみられるこうした不確定な結果は，従来型抗精神病薬についても非定型抗精神病薬についても，維持治療の最適用量に関する情報が欠如している事実に沿うものである。

■**併発問題の管理**

併発問題を抱える患者に対する抗精神病薬選択

統合失調症としばしば関連し，重大な機能障害を引き起こすことの多い症状や問題（認知機能障害，うつ，物質乱用など）に対する各種非定型抗精神病薬の効果に対する関心が高まっている。エキスパートの推奨は，文献における知見とほぼ一致している。自殺行動のある患者に対して，エキスパートはclozapineを最善の治療とした。Clozapineは，攻撃性と暴力に関して最も多く選択された。その他，攻撃性と暴力に関して高くランク付けされた薬剤は，リスペリドン（一次選択），オランザピン，持効性注射製剤非定型薬（ともに上位二次選択）である。この推奨は，clozapineが他の抗精神病薬よりも，自殺率を下げ[38]，攻撃行動を緩和する[39]効果が高いとする複数の研究の結果を反映している。Clozapineには，「統合失調症または統合失調感情障害の患者における反復性自殺行動のリスク軽減」[40]に対する新しい適用がある。

　質問したその他の問題——不快／うつ，認知的問題，物質乱用——に関しては，一次選択となる推奨はなかった。これらに関しては，すべての経口非定型抗精神病薬および持効性注射製剤非定型薬が二次選択とランク付けられた。物質乱用を伴う患者に関しては，持効性デポ製剤従来型薬も考慮された。これらの問題に関して一次選択のコンセンサスが得られないことは，おそらく，気分[41,42]や認知[43]，物質使用[44]に対する非定型抗精神病薬の効果を調べる研究が増えてはいるものの，臨床治療のガイドとするに足るだけの明確な経験的データがほとんどない現実を反映しているものと思われる。その好例となる研究は，Kernら[45]とGrrenら[46]による認知に関する研究である。高用量のハロペリドールを使用した初期試験（15mg/day用量固定）において，いつくかの認知領域ではリスペリドンのほうが優れているという結果が出た[45]が，比較的低用量のハロペリドールを使ったその後の試験（平均5mg/day）では，その結果は確認されなかった。質問した問題のうち，従来型経口薬が二次選択とされた攻撃性／暴力問題を除いて，いずれの問題を抱える患者に対しても，エキスパートが経口従来型抗精神病薬を推奨しなかった点は興味深い。

　これらの併発問題がコンプライアンスの欠如が原因で生じていたり，悪化していたりする可能性はある。したがって，とくに攻撃性／暴力

問題や物質乱用問題の場合，持効性非定型抗精神病薬が代替選択肢として高く評価されたことも不思議ではない。

併発問題を抱える患者に対する補助的治療の選択　統合失調症患者に併存するさまざまな問題の臨床に広く用いられている多くの補助薬について尋ねたが，エキスパートは全体として，強い推奨をほとんど行わなかった。おそらく，この領域での決定的な経験的データが欠けているためと思われる。唯一，一次選択の推奨となったのは，不快／うつに対する選択的セロトニン再取り込み阻害薬（SSRI）である。SSRIが一次選択となったのは，おそらく，副作用が少ないとされる抗うつ薬を選ぼうとする配慮の表れであろう。Venlafaxineは不快／うつに対する非常に上位の二次選択だった。抗うつ薬の利用に対する支持は，うつを併発している患者に抗うつ薬が有効でありうることが複数の研究で示されていることの反映と思われるが，この領域の文献には矛盾もみられる。攻撃性／暴力に対しては，バルプロ酸とリチウムが上位二次選択の評価を受けた。自殺行動については，不快／うつで推奨されたのと同じ抗うつ薬と，ECTが上位二次選択だった。陰性症状が持続する場合の治療をどうするかは，この分野ではずっと以前から難問とされてきた。陰性症状に対して二次選択とランク付けされた補助的治療では，いずれもコンセンサスが得られなかったが，エキスパートの1/4以上が，以下の選択肢を一次選択とランク付けたことは注目に値する：glutaminergic agent，SSRI，別の抗精神病薬，venlafaxine。

肥満　統合失調症患者における長期的な医学的問題，とくに肥満とそれに伴う併発症の問題に対する関心が高まっている。米国の成人の1/3以上が肥満であると報告されている[47]。肥満は健康と寿命に対する脅威であり，高血圧，2型糖尿病，冠状動脈疾患，脳卒中など，多くの疾患と関連があるとされている。さらに，肥満が統合失調症と共存することは一般的で[48]，統合失調症患者では，2型糖尿病や心臓血管系疾患などの肥満関連の症状のリスクが高まるように見える[49]。多くの抗精神病薬は体重増に影響する可能性があるため[21]，患者が臨床的に有意な肥満（BMI≧30）であり，体重問題に影響しやすい薬物によく反応しているときには，臨床医は臨床的に困難なジレンマに直面する。臨床的に有意な肥満を示している患者がclozapine以外の抗精神病薬によく反応している場合，エキスパートは，体重の増えにくい別の抗精神病薬を試みると同時に，可能であれば，栄養および運動についてのカウンセリングを行うことを推奨した。また，同じ抗精神病薬を継続しながら，患者が体重を減らす手助けをするための栄養および運動についてのカウンセリングを行う選択肢も考慮される（上位二次選択）。しかし，clozapineを投与されている患者では，別の抗精神病薬に反応しないため，エキスパートは，この状況でもclozapineを継続し，体重問題には栄養および運動についてのカウンセリングで対応しようとする。この状況でclozapineを減量する選択肢も上位二次選択とされたが，臨床研究からは，体重増は用量とは関連しない効果であるらしいことがわかっている。エキスパートがtopiramateの追加を二次選択とランク付けているのは興味深い。統合失調症にこの薬剤を使用して体重が減ったという症例報告は存在するが，この治療を裏づけるコントロールされた研究は存在しない。これらの患者に対して体重を減らす薬剤（orlistat, sibutramine）を使用したり，肥満の外科的治療を行うことを，エキスパートは推奨していない。

併存症とリスク要因のモニタリング　医学的ケ

ア全般を精神科ケアの提供者に頼っている統合失調症患者は多い。新しい非定型抗精神病薬によって良好な結果が得られるようになってくるにつれ，患者の短期的，長期的な健康状態にも目が向けられるようになってきている。エキスパートに，モニタリングの重要性が高いと思われる症状やリスク要因を尋ねた。また，精神科治療の状況下で現実にモニタリングが可能な症状やリスク要因はどれかについても尋ねた。エキスパートは，質問した症状のすべてについてモニタリングが重要であると強く感じていたが，なかでも肥満と糖尿病が最も重要であると考えていた（エキスパートのそれぞれ60％，56％が9点と評価した）。多くの抗精神病薬がプロラクチン濃度の上昇と，それに関連する問題を引き起こすことがあるため[50]，質問の症状の中に無月経を含めた。実施可能性の評価結果は，関係する調査の困難さの度合いを反映したものとなった（体重や血圧や無月経をモニターするのは比較的容易だが，骨粗鬆症を評価するのは困難である）。

脂質プロフィールの入手については尋ねなかったが，一部の抗精神病薬は高脂血症と関連づけられているため，編者としては，臨床医は脂質濃度を定期的に入手すべきであると注意を促したい。2002年に開催された「統合失調症患者の健康モニタリングに関するマウント・サイナイ会議」において，精神医学と内科のエキスパートが集まって既存の文献を評価し，外来環境で管理されている統合失調症患者の医学的モニタリングの改善について勧告をまとめた。会議で作られたこの勧告の概説が出版準備中である[51]。会議は，ルーチンケアの一環として，もし脂質パネル検査の最新の結果が手元になければ必ず入手すべきであるとの結論に達した。統合失調症の人は全体として冠動脈疾患のリスクが高いと考えられており，脂質スクリーニングを少なくとも5年に1回，治療が必要となりそ

うな脂質濃度に近づいている証拠があるとき[51]は，それ以上の頻度で行うべきである。この会議ではまた，臨床医がプロラクチンの増加による症状を意識し，定期的にモニターすべきであるという推奨も出された。臨床的に兆候がみられるときにはプロラクチンの測定を行うべきであり，値が上がっていたなら，その原因を突き止めるため精密検査を開始すべきである。プロラクチンを上げない薬剤への切り替えも考慮すべきで，もしそれで症状が収まり，プロラクチン濃度が正常範囲まで低下したなら，内分泌系の精密検査を回避することができる[51]。心臓の問題（QTc延長や心筋炎），白内障，EPSなど，その他の合併症に関する推奨も，Mount Sinaiのガイドラインに含まれることになっている。

■コンプライアンス（服薬遵守性）

精神病性障害においてはコンプライアンスの欠如がしばしば認められる[52]。複数の研究が示すところによると，抗精神病薬による治療を継続するほうが，抗精神病薬を使わない維持治療[53]や，いわゆる間欠療法[54]よりも，精神病性の再発をはるかによく防止することがわかっている。コンプライアンスが一定レベル以下だと，患者に再発のリスクが生じることはあきらかであるが，その閾値レベルがどの程度なのかは確定していない。その理由の1つは，部分的なコンプライアンスの影響を研究することが困難である点にある。統合失調症の再発は，通常，薬物療法を中止した直後に起こるのではなく，何週間も何ヵ月（ときには何年）も遅れて起こるのである[55]。

コンプライアンスのレベル　我々はエキスパートに，下記のようなコンプライアンスの定義を提示し，コンプライアンス問題の評価と管理に関する一連の質問に回答する際のベンチマークとして使用してもらった。

- コンプライアント：服用しない薬剤が20%以下
- 部分的コンプライアント：服用しない薬剤が20-80%
- ノンコンプライアント：服用しない薬剤が80%以上

また，エキスパート自身がコンプライアンスをどう定義しているかについても尋ねた。調査に参加したエキスパートは，以下に示すとおり，平均してコンプライアンスの閾値を高く設定しており，処方薬剤の65%以上を服用していない患者はノンコンプライアントであると考える。

- コンプライアント：服用しない薬剤が25%以下
- 部分的コンプライアント：服用しない薬剤が25-65%
- ノンコンプライアント：服用しない薬剤が65%以上

当然ではあるが，エキスパートは，一般に文献に報告されているよりも，自身の患者のほうがコンプライアンス・レベルが高いと回答した。

コンプライアンスの評価　コンプライアンスを評価するためのストラテジーとして，エキスパートは患者の世話をしている人または患者自身に尋ねる方法を一次選択とした。また，錠剤の数を数えること，血中濃度の測定，自己評価尺度の使用も考慮された。定期的な尿検査は適切とは考えられなかった。

コンプライアンス問題に介入すべきとき　エキスパートは，患者が処方薬剤の約50%を服用していない場合には通常介入を行う（91%が介入する）。患者が薬剤処方量の80%以上を服用していないときには，全員が介入する必要があるとした。半数以上（52%）のエキスパートが，処方薬剤の20%程度を服用しないときにも介入している。ときおり服薬しないだけの患者に介入を行うかどうかについては，あまり意見の一致はみられなかった（この場合に通常介入すると回答した人は13%，介入することがあると回答した人は48%，一般に介入しないと回答した人は48%だった）。

コンプライアンス問題への対処ストラテジー
コンプライアンス問題への対処として用いられている3種類のストラテジーについて，エキスパートにそれぞれの適切性を尋ねた。

- 薬理的介入（持効性薬剤への切り替えなど）
- 心理社会的介入（患者の教育，コンプライアンス療法〔コンプライアンス問題に焦点を絞った認知行動療法〕など）
- プログラム的介入（集中的ケースマネジメント，包括型地域生活支援プログラム（Assertive Community Treatment：ACT）など）

エキスパートは3種類の介入すべてを一次選択治療と評価した。編者は，一般に臨床医は患者の個別のニーズに応じて組み合わせたストラテジーを採用すべきだと注意を促したい。部分的にコンプライアントな患者に対しては，エキスパートは心理社会的介入を最も高く評価した。この結果はおそらく，この種の介入がコンプライアンス・レベルを高めうるという知見を反映しているのであろう。ノンコンプライアントな患者に対しては，心理薬理的介入が最も高く評価された。こちらの結果は，まったく服薬しない患者では再発のリスクが非常に高く，できる限り早く患者を薬物療法に戻すことがとくに重要であるという事実の表れであろう。

コンプライアンスを改善するための心理社会的介入　コンプライアンスを改善する心理社会的介入として，エキスパートは患者と家族に対す

る教育，薬剤モニタリング，コンプライアンス療法を最も高いランクに評価した。このランク付けは，コンプライアンス改善ストラテジーの有効性に関する研究結果と一致する。コクランレビュー[56,57]やその他のメタ分析[58]から，家族への介入や心理教育によって再発率が低下することがわかっている。コンプライアンス療法は服薬コンプライアンスを高めるための新しいストラテジーであり，ある試験で効果のあることが示されている[59]。集団精神療法および個人精神療法の有効性に関する研究結果は，エキスパートの評価が比較的低いことで示されているように，確定的なものではない。

コンプライアンスを改善するためのプログラム的介入　プログラム的介入の中では，エキスパートは，包括型地域生活支援プログラム（ACT），各種治療状況を通じて治療者を同じにすること，そして集中的ケースマネジメント・サービスを推奨している。複数の研究で，ACTプログラムで提供されるタイプの集中的ケースマネジメントによって，コンプライアンス・レベルが有意に改善することが示されている。治療者の連続性が欠けると，深刻なコンプライアンス問題が引き起こされることがある。患者に対して，効果のない，あるいは忍容しがたい処方が継続されてしまったり，退院後に薬物療法を続けて受けられなかったりするためである。ケースマネジメントはエキスパートには有効と考えられているが，科学的データは一貫性を欠いている。あるコクランレビューが示すところによると，この介入を行うと，精神科サービスと連絡を取り続ける人が増えるが，再入院率も高まるという[61]。エキスパートは，在宅指導サービス，部分入院，リハビリテーション・サービス，強制外来治療の各選択肢も，コンプライアンス改善に有用としている。

コンプライアンス問題に対処するための薬物療法ストラテジー　コンプライアンス問題に対して一次選択となる薬物療法ストラテジーとしてエキスパート間で強い一致がみられたのは，利用可能ならば持効性注射製剤非定型抗精神病薬に切り替えるという方法である（部分的コンプライアントな患者に対しては一次選択，ノンコンプライアントな患者に対しては最善の治療）。上位二次選択となったのは，持効性デポ製剤従来型薬への切り替え，または持効性注射製剤非定型薬の追加だった。持効性注射薬の利点——コンプライアンスが確保できること，ノンコンプライアンスが即座にわかること——は明らかだが，ランダムな二重盲検試験でこれを証明することは困難である。その理由の1つとして，この種の試験に進んで参加する患者は本来コンプライアントな可能性があるということがある[62]。それでも，外来患者の長期的試験のみを対象としたメタ分析からは，持効性薬の優越性が示されている。ただし，メタ分析に使われたデータベースは古く，規模も小さい[63,64]。この問題をさらに詳しく調べるには，患者がデポ製剤と経口製剤にランダマイズされ，オープンに追跡調査される大規模な実際的試験が必要となる。その他，部分的コンプライアントな患者に対しては，同じ薬物療法を続けながら，コンプライアンス改善の心理社会的介入を強化するという選択肢も上位二次選択とされた。しかし，ノンコンプライアントな患者に対しては，エキスパートはこのストラテジーを推奨しなかった。

■持効性注射製剤抗精神病薬の使用

長所　持効性注射製剤抗精神病薬の最大の長所は，投薬の確実性であるとエキスパートは考えている。その他の重要な長所として，投薬されないときが即座にわかることと，投薬されなかったあとにもある程度患者の体内に薬剤が維持

されることが挙げられる。その他，薬剤の維持による再発リスクの減少や，再発した場合，それがコンプライアンス問題の結果でないことがわかることなどがある。

短所となりうる問題　エキスパートは，患者が受け入れないことが持効性注射製剤抗精神病薬の最大の短所となると考えていた。この回答はおそらく，患者は継続的に注射を受けるというやり方を受け入れないだろうという想定のもとになされている面がある。しかし，実際に持効性の投薬を受けた患者の多くは，この投薬法に容易に耐えられることを知って驚く。このほか，患者の自律性が失われることも懸念材料として指摘されることがあるが，患者の調査からはこれが主要なマイナス要因であるとの裏付けは得られていない[65]。副作用が問題となったときに即座に中止できない点が短所となりうるとの懸念もあるが，編者には，医学的に持効性製剤抗精神病薬を即座に中止する必要が生じる状況の具体例をみつけることができなかった。神経遮断薬悪性症候群でさえ，経口抗精神病薬よりも持効性注射製剤抗精神病薬を投与されている患者のほうが（症状が特定され，適切に治療されているものとして）死亡率が高いという証拠は存在しない[66]。

持効性注射製剤抗精神病薬の使用を支持する要因　持効性注射製剤抗精神病薬を使用するかどうか決める際に，96％のエキスパートが，この形の製剤での非定型抗精神病薬の入手可能性が，非常に重要な判断要因だと考えている。これは間違いなく，従来型抗精神病薬のデポ製剤に伴う副作用への懸念を反映したものである。エキスパートが持効性注射薬の使用を決める際に非常に重要と考えるその他の要因として，患者が注射を問題なく受け入れていること，相当する経口薬よりも再発や副作用の率が小さいという証拠があること，患者のクォリティ・オブ・ライフ（QOL）が高いこと，投薬が容易であることが挙げられる。

持効性注射製剤非定型薬への切り替えの指標　入手可能な場合のさまざまな臨床状況における持効性注射製剤非定型抗精神病薬の使用の適切性についてエキスパートに尋ねた。エキスパートは，経口非定型薬を服用中に持効性製剤を要求する患者や，経口非定型抗精神病薬を服用していてノンコンプライアントな患者，デポ製剤従来型抗精神病薬を投与されていて錐体外路症状（EPS）を示している患者に対しては，持効性非定型抗精神病薬が最善の治療と考えている。また，強制的外来治療の対象患者や，経口従来型薬で慢性的に再発している患者，病識を欠き，病気を否定している患者，経口非定型抗精神病薬を服用していて理由不明の再発をした患者，攻撃的または暴力的行動の既往歴のある患者に対しては，エキスパートは持効性注射製剤非定型薬を一次選択とした。エキスパートが，持効性注射製剤非定型薬の使用について，コンプライアンス問題を抱える患者の治療以外の役割も考えている点は興味深い（GUIDELINE 18の二次選択の多くの指標を参照：p.82〜83）。質問したすべての状況のうち，エキスパートが一般に持効性注射製剤非定型薬の使用を考慮しない状況は，経口非定型または従来型薬の服用で安定していてEPSが現れていない患者と，統合失調症の診断が確定したばかりでまだ抗精神病薬による治療を受けていない患者だけだった。

　さらにエキスパートに，遅発性ジスキネジア（TD）への懸念が注射製剤非定型抗精神病薬への切り替え判断にどう影響するかを尋ねた。エキスパートの大半が，デポ製剤または経口製剤の従来型抗精神病薬による治療中にEPSが認められる患者で，TDへの懸念があれば，必ず

切り替えると回答している（デポ製剤で96％，経口製剤で73％が一次選択治療とした）。患者がEPSを示していなくても，TDへの懸念がある場合には，多くのエキスパートがデポ製剤または経口製剤の従来型抗精神病薬からの切り替えを考えるとしている（それぞれ49％，38％が一次選択治療とした）。TDのリスクがまったくあるいはほとんどないときに切り替えを考える臨床医[問50]が何をもって判断しているのか，編者には明確ではなかった。

入院中の注射の開始　患者の入院期間が比較的短い場合に，入院中に持効性注射製剤非定型抗精神病薬での治療を開始することの適切性について，エキスパートに尋ねた。このストラテジーは調査参加者から上位二次選択と評価された。その理由は，退院後も確実に薬剤を維持させるためと，外来治療で注射を受け入れられるようにするためである。また，患者は退院直後が最も再発しやすいため，このストラテジーが有効と思われる点も，エキスパートは指摘した。

患者に注射の反復を動機づける要因　患者に繰り返し注射を受ける気にさせる最も重要な要因は，家族／ケア提供者と医師／治療チームの影響であると，エキスパートは考えている。

■**緩解と回復の定義**

治療成果の向上に伴い，各種抗精神病薬についての目下の調査研究は，統合失調症患者の症状を緩解させるだけでなく，長期的な回復を促す効果の評価に向かっている。しかし，これらの用語についてどう定義するのが最良であるのか，いまだ共通のコンセンサスは得られていない。そこでエキスパートに，緩解と回復の指標となる多くの要因について，その適切性を評価してもらった。陽性症状の程度が緩解の最重要指標であるという点について，強いコンセンサスが得られた。上位二次選択の指標となったのは，認知症状／解体症状，陰性症状，うつ症状の程度である。この結果は，これら関連症状が，統合失調症に関連する機能的障害に強く影響していることを示す研究成果[67-73]を反映するものである。しかし，回復の定義においては，設問の各指標のすべてにほぼ同等の評価が与えられた。これは，回復の概念が多面的な改善に関係していることを示している。

指標となる症状の重視順　鍵となる4つの緩解／回復指標について，重視する順番をエキスパートに尋ねたところ，上述の結果に非常に近い回答が得られた。89％が，緩解について最も重要な指標は陽性症状の程度であると考えており，認知症状／解体症状，陰性症状，うつ症状がそれに続いたが，この3つに評価の差はそれほどなかった。回復についての最重要指標に関しては意見の一致は弱く，41％が陽性症状の程度を，33％が認知症状／解体症状の程度を，28％が陰性症状を最重要とした。

機能的状態の重視順　緩解の指標として機能的状態を重視する順番を尋ねたところ，エキスパートの意見が分かれた。45％が，緩解の機能的指標として最も重要なのは独立の生活であると回答し，32％が仕事／教育の場での機能，20％が対人関係を挙げた。この意見の相違は，通常緩解の評価の対象となる短い期間（GUIDELINE 21：p.87）では，いずれの領域でも大きな変化はみられないという事情を反映するものと思われる。しかし，回復の指標として同じ機能的状態について尋ねたところ，過半数（64％）が，仕事／教育の場での機能が最重要指標であると回答し，対人関係を最重要としたエキスパートは20％，独立した生活を最重要としたエキスパートは18％だった。機能的改善の定義として適切なものを尋ねたとこ

ろ，86％が，絶対的変化よりも相対的変化のほうが指標として適切であると回答した。

緩解と回復の指標となる症状の重症度と改善維持期間　緩解と回復を定義する際に使うべき最も適切な重症度の程度をエキスパートに尋ねた。結果を要約してGUIDELINE 21（p.87）の棒グラフに示す。過半数のエキスパートが，陽性，認知／解体，陰性，うつの各症状で軽症の患者は，緩解していると考える（それぞれ62％，69％，62％，73％）。しかし，エキスパートの1/3は，緩解と考えるには陽性症状が消えていなければならないと回答した。

　回復の指標について尋ねたところ，エキスパートは，陽性症状がより軽くなっている必要があると答え，過半数（62％）のエキスパートが，患者が回復したと考えるには陽性症状が消失していなければなければならないと回答した。陰性症状に関しては，陰性症状が軽症の患者を回復したと考えるエキスパートは62％，陰性症状が消えることが必要だとするエキスパートは33％であった。認知症状やうつ症状が軽症の患者を回復と考えるかどうかについては，回答者の意見はほぼ半々に分かれた。

　症状改善の維持期間に関して，患者が緩解したと考えるには指標となる症状の改善が最低3ヵ月，回復したと考えるには1年以上維持される必要があるとエキスパートは回答している。機能的な指標（仕事／職業機能，独立の生活，対人関係）の改善については，これよりいくぶん長く，回復と考えるには15－17ヵ月が必要であるとエキスパートは回答した。

■主要な勧告の要約

　精神病性障害の治療に関して，圧倒的多数のエキスパートが非定型抗精神病薬の使用を支持した。初発エピソードでも複数エピソードでも，リスペリドンが最善の選択とされた。その他の新しい非定型薬は，臨床状況によって一次選択治療または上位二次選択治療とされた。Clozapineと（利用可能であれば）持効性注射製剤非定型薬も，複数エピソードを経験している患者に対する上位二次選択治療となった。用量の推奨においては，薬剤の注意書きに書かれている内容にごく近いものとなった。小児に対してはかなり低用量，思春期の患者と高齢患者に対してはやや低用量を，エキスパートは推奨した。また，最適の用量を決めるには，併用する薬剤や医学的併存症（肝臓，腎臓，心臓血管系の疾患）を考慮することの重要性も強調された。各種抗精神病薬の用量の等価換算に関して，エキスパートの見積もりは線形のパターンを示した。これは，等価換算の計算におそらく一次式を適用できることを示唆している。

　エキスパートは抗精神病薬の適切な試用期間を3－6週間と考えているが，反応が部分的に得られているときに大幅な治療処方の変更を行うには，もう少し長く（4－10週間）待つとしている。非定型抗精神病薬とデポ製剤抗精神病薬で不十分な反応を高めようとするときには，別の薬剤に切り替える前に，用量を増やすことをエキスパートは推奨した。従来型抗精神病薬に関しては，切り替えよりも増量を優先するかどうかについて，意見の一致はあまりみられなかった。これはおそらく，高用量での副作用への懸念のせいであろう。反応が不十分で薬剤を切り替えることにしたときに，最初の薬剤が何であるかによらず，エキスパートの一次選択となる次の薬剤はリスペリドンだった。Clozapineへの切り替えについて，その前に何種類の薬剤を試みるかの推奨では，エキスパート間でばらつきがみられたが，clozapineへの切り替えは，非定型抗精神病薬2剤の反応が得られなかったときに考慮されるべきであることを，エキスパートの回答は示唆している。Clozapineはまた，自殺行動を伴う患者への最

善の選択ともされた。経口抗精神病薬への切り替え時の好ましいストラテジーとして，エキスパートはクロス・タイトレーションを考える。注射製剤の抗精神病薬への切り替えでは，注射薬が治療レベルに達するまで経口抗精神病薬を継続することの重要性を，エキスパートは強調した。

　コンプライアンスが部分的な患者に対する一次選択ストラテジーとして，エキスパートは心理社会的介入を考える。ノンコンプライアントである明らかな証拠がある患者に対しては，薬理的介入が一次選択となる。しかし，部分的コンプライアントな患者とノンコンプライアントな患者は容易には区別できないため，編者は，可能ならば心理社会的介入と薬理的介入を組み合わせてコンプライアンスの改善にあたることを推奨した。コンプライアンス問題のせいで再発したり，コンプライアンスになんらかの疑いがもたれたりする場合は，持効性注射製剤抗精神病薬を使用することをエキスパートは推奨した。注射製剤の非定型薬が入手可能になれば，エキスパートはこれを選択するという。また，コンプライアンス問題の関係しない多くの臨床状況でも，エキスパートは（利用可能ならば）持効性非定型抗精神病薬の使用を考慮する。

　抗精神病薬で治療中の患者については，健康問題のモニタリングの重要性をエキスパートは強調した。健康問題としては，とくに肥満，糖尿病，心臓血管系の問題，HIVリスク行動，物質乱用に伴う医学的合併症，多量の喫煙とその影響，高血圧，無月経が挙げられる。

　反応を高めるため，補助的な治療薬や，複数の抗精神病薬，クラスの異なる薬剤の組み合わせ（抗精神病薬と気分安定薬，抗精神病薬と抗うつ薬，など）を処方されている患者は多いが，これらのストラテジーのいずれも，エキスパートはほとんど支持してない。ただし，不快／うつを伴う患者に対する抗うつ薬，自殺行動を伴う患者に対する抗うつ薬またはETC，攻撃性／暴力を伴う患者に対する気分安定薬は例外である。

　緩解と回復の指標について尋ねたところ，エキスパートは，急性期の精神病性症状の改善が緩解の最重要指標であり，複数の転帰領域（仕事／教育の場での機能，対人関係，独立の生活など）でのより持続的な改善が回復評価の重要な指標になると回答した。

■エキスパートコンセンサスガイドラインの限界と利点

　本ガイドラインはエキスパートによるアドバイスではあるが，他の情報や患者と医師との個々の関係を考慮しながら使わなくてはならない。ガイドラインは臨床判断の代わりとなるわけではなく，各々の臨床状況の必要性に応じて判断しなければならない。本ガイドラインでは，患者グループを設定し，各グループの平均的患者に適合するような提案を行った。しかし，患者ごとに，治療に対する希望やその力，これまでの治療に対する反応，治療に対する反応の家族歴，さまざまな副作用に対する忍容性などが大きく異なるため，エキスパートの一次選択推奨治療法があらゆる状況で適切であるとは限らない。

　読者には，このほかにも本ガイドラインの限界をいくつか念頭に置いてほしい。

1．本ガイドラインは多数のエキスパートの意見を集約し，作成したものである。質問によっては，コンセンサスとは異なる見解をもつエキスパートも存在している。
2．調査では，文献から明解な回答が得られていない重要な問題について質問しているために，本ガイドラインの作成にあたってはエキスパートの意見に全面的に基づくことにした。医学の歴史を見れば，いかなる時代でもエキスパートの意見にも誤りはあり

うることがわかる。今後研究が蓄積されれば，最終的にはより優れた明解な回答が得られるであろう。たとえば，米国立精神衛生研究所（NIMH）のClinical Antipsychotic Trials of Intervention Effectiveness（CATIE）調査が，多くの抗精神病薬の長期的効果と有用性を確定するために，現在複数の施設で進められている[74]。この調査研究には，効果や忍容性が足りないため薬剤の切り替えが適応となりうる統合失調症患者1600人が参加する予定となっている。評価対象となる抗精神病薬は，clozapine，オランザピン，クエチアピン，リスペリドン，ziprasidone，および従来型抗精神病薬のペルフェナジン，デカン酸フルフェナジンで，最長18ヵ月の治療が行われる。この研究は2004年秋に完了する見通しとなっている。我々も，新たな研究の情報を収集するとともにエキスパートの意見を再調査して，ガイドラインを定期的に更新したいと考えている。

3. 本ガイドラインは製薬業界から資金援助を受けているため，偏りが生じる可能性が考えられた。このため本ガイドラインの作成のあらゆる段階を透明にし，すべての結果を開示して，編集が恣意的にならないように心がけた。

4. 本ガイドラインは包括的であるが，すべてを網羅しているわけではない。興味深い問題でも，調査方法の性質上エキスパートに質問しなかったものもあり，こうした項目は本ガイドラインには盛り込まれていない。

このような限界があるとはいえ，エスキパートコンセンサスガイドラインは，優れた専門性と使いやすさ，それに，この分野の指導的立場にあるエキスパートから得られた多数の実践例に基づく信頼性の高さを備えており，この分野に意義深い進歩を刻んだと言えよう。

最後に

公衆衛生の進歩のために，技術革新や新たなデータを長期間待つことが必ずしも必要であるわけではない。現時点で利用可能な既知の治療法のうち最良の治療法を実施する頻度が増えれば，すぐにでも利益を得ることが可能である。ガイドラインは，抜粋したエキスパートの意見を伝える迅速な手段である。臨床方針の決定が必要な段階に達した時点で，開業医および患者はガイドラインを利用して妥当な選択肢の一覧を作成し，その選択肢のなかから最も適切であると判断されるものを選択できる。こうしたプロセスを通して，エキスパートの意見や実証的研究が次の段階へと進むことになる。

REFERENCES

1. **Djulbegovic B, Hadley T**. Evaluating the quality of clinical guidelines:linking decisions to medical evidence. Oncology 1998; 12:310_314
2. **Shekelle PG, Kahan JP, Bernstein SJ, et al.** The reproducibility of a method to identify the overuse and underuse of medical procedures. N Engl J Med 1998; 338: 1888_1895
3. **Kahn DA, Carpenter D, Docherty JP, et al.** The Expert Consensus Guideline Series: Treatment of Bipolar Disorder. J Clin Psychiatry 1996; 57(suppl 12a):1_88
4. **McEvoy JP, Weiden PJ, Smith TE, et al.** The Expert Consensus Guideline Series: Treatment of Schizophrenia. J Clin Psychiatry 1996; 57(suppl 12b): 1_58
5. **March JS, Frances A, Carpenter D, et al.** The Expert Consensus Guideline Series: Treatment of Obsessive-Compulsive Disorder. J Clin Psychiatry 1997; 58(suppl 4): 1_72
6. **Alexopoulos GS, Silver JM, Kahn DA, et al.** The Expert Consensus Guideline Series: Treatment of Agitation in Older Persons With Dementia. Postgrad Med Special Report 1998; April: 1_88
7. **McEvoy JP, Scheifler PL, Frances A.** The Expert

Consensus Guideline Series: Treatment of Schizophrenia 1999. J Clin Psychiatry 1999; 60(suppl 11): 1_80

8. **Foa EB, Davidson JRT, Frances A.** The Expert Consensus Guideline Series: Treatment of Posttraumatic Stress Disorder. J Clin Psychiatry 1999; 60(suppl 16): 1_76

9. **Sachs GS, Printz DJ, Kahn DA, et al.** The Expert Consensus Guideline Series: Medication Treatment of Bipolar Disorder 2000. Postgrad Med Special Report 2000; April: 1_104

10. **Rush AJ, Frances A.** Expert Consensus Guideline Series: Treatment of Psychiatric and Behavioral Problems in Mental Retardation. AJMR 2000; 105(3): 159_228

11. **Altshuler LL, Cohen LS, Moline ML, et al, eds.** The Expert Consensus Guideline Series: Treatment of Depression in Women 2001. Postgrad Med Special Report 2001; March: 1_116

12. **Conners CK, March JS, Frances A, et al.** Expert Consensus Guideline Series: Treatment of Attention-Deficit/Hyperactivity Disorder. J Atten Disord 2001;4(suppl 1):S 1_S128

13. **Allen MH, Currier GW, Hughes DH, et al.** The Expert Consensus Guideline Series: Treatment of Behavioral Emergencies. Postgrad Med Special Report 2001; May: 1_88

14. **Alexopoulos GS, Katz IR, Reynolds CF, et al.** The Expert Consensus Guideline Series: Treatment of Depressive Disorders in Older Patients. Postgrad Med Special Report 2001; October: 1_86

15. **Kahn DA, Docherty JP, Carpenter D, et al.** Consensus methods in practice guideline development: a review and description of a new method. Psychopharmacol Bull 1997;33: 631_639

16. **Brook RH, Chassin MR, Fink A, et al.** A method for the detailed assessment of the appropriateness of medical technologies. Int J Tech Assess Health Care 1986; 2:53_63

17. **American Psychiatric Association.** Practice Guideline for the Treatment of Patients With Schizophrenia. Am J Psychiatry 1997; 154(4 Suppl): 1_63

18. **Lehman AF, Steinwachs DM, and the Co-Investigators of the PORT Project.** At issue: translating research into practice: the schizophrenia Patient Outcomes Research Team (PORT) treatment recommendations. Schizophr Bull 1998; 24: 1_10

19. **Wilcox RR.** Introduction to Robust Estimation and Hypothesis Testing. San Diego: Academic Press; 1997

20. **Schulz SC.** Somatic treatment of schizophrenia. In: Kaplan HJ, Sadock BJ, eds. Comprehensive Textbook of Psychiatry, Fourth Edition. Baltimore: Williams & Wilkins; 1995: 987_998

21. **Allison DB, Mentore JL, Heo M, et al.** Antipsychotic-induced weight gain: a comprehensive research synthesis. Am J Psychiatry 1999; 156:1686_1696

22. **Hamner M.** The effects of atypical antipsychotics on serum prolactin levels. Ann Clin Psychiatry 2002; 14: 163_173

23. **Seeman P, Lee T.** Antipsychotic drugs: direct correlation between clinical potency and presynaptic action on dopamine neurons. Science 1975; 188: 1217_1219

24. **Van Der Weide J, Steijns LS, Van Weelden MJ.** The effect of smoking and cytochrome P450 CYP1A2 genetic polymorphism on clozapine clearance and dose requirement. Pharmacogenetics 2003; 13: 169_172

25. **Prior TI, Baker GB.** Interactions between the cytochrome P450 system and the second-generation antipsychotics. J Psychiatry Neurosci 2003; 28:99_112

26. **Jeste DV, Lacro JP, Gilbert PL, et al.** Treatment of late-life schizophrenia with neuroleptics. Schizophr Bull 1993; 19:817_830

27. **Keck PE, Cohen BM, Baldessarini RJ, et al.** Time course of antipsychotic effects of neuroleptic drugs. Am J Psychiatry. 1989; 146:1289_1292

28. **Agid O, Kapur S, Arenovich T, et al.** Delayed onset hypothesis of antipsychotic action: a hypothesis tested and rejected. Schizophr Res 2003; 60(suppl 1): 309 (abstract)

29. **Casey DE, Carson WH, Saha AR, et al.** Switching patients to aripiprazole from other antipsychotic agents: a multicenter randomized study. Psychopharmacology (Berl) 2003; 166:391_399

30. **Lee CT, Conde BJ, Mazlan M, et al.** Switching to olanzapine from previous antipsychotics: a regional collaborative multicenter trial assessing 2 switching techniques in Asia Pacific. J Clin Psychiatry 2002;63: 569_576

31. **Citrome L, Levine J, Allingham B.** Changes in use of valproate and other mood stabilizers for patients with schizophrenia from 1994 to 1998. Psychiatr Serv 2000; 51:634_638

32. **Leucht S, McGrath J, White P, et al.**

Carbamazepine augmentation for schizophrenia: how good is the evidence? J Clin Psychiatry 2002; 63: 218_224

33. **Casey DE, Daniel DG, Wassef AA, et al.** Effect of divalproex combined with olanzapine or risperidone in patients with an acute exacerbation of schizophrenia. Neuropsychopharmacology 2003; 28: 182_192
34. **Miller AL, Craig CS.** Combination antipsychotics: pros, cons, and questions. Schizophr Bull 2002; 28: 105_109
35. **Kane JM, Honigfeld G, Singer J, et al.** Clozapine for the treatment-resistant schizophrenic. a double-blind comparison with chlorpromazine. Arch Gen Psychiatry 1988; 45: 789_796
36. **Steingard S, Allen M, Schooler NR.** A study of the pharmacologic treatment of medication-compliant patients who relapse. J Clin Psychiatry 1994; 55: 470_472
37. **Byerly M, Fisher R, Rush AJ, et al.** A comparison of clinician vs. electronic monitoring of antipsychotic adherence in schizophrenia. Presented at the ACNP Annual Meeting, December 10, 2002, San Juan, Puerto Rico
38. **Meltzer HY, Alphs L, Green AI, et al.** Clozapine treatment for suicidality in schizophrenia: International Suicide Prevention Trial (InterSePT). Arch Gen Psychiatry 2003; 60: 82_91
39. **Citrome L. Volavka J, Czobor P, et al.** Effects of clozapine, olanzapine, risperidone, and haloperidol on hostility among patients with schizophrenia. Psychiatr Serv 2001; 52: 1510_1514
40. **Clozaril package insert.** Novartis Pharmaceuticals. January, 2003
41. **Davis JM, Chen N.** Clinical profile of an atypical antipsychotic: risperidone. Schizophr Bull 2002; 28: 43_61
42. **Tollefson GD, Sanger TM, Lu Y, et al.** Depressive signs and symptoms in schizophrenia: a prospective blinded trial of olanzapine and haloperidol. Arch Gen Psychiatry 1998; 55:250_258
43. **Keefe RS, Silva SG, Perkins DO, et al.** The effects of atypical antipsychotic drugs on neurocognitive impairment in schizophrenia: a review and meta-analysis. Schizophr Bull 1999; 25:201_222
44. **Kavanagh DJ, McGrath J, Saunders JB, et al.** Substance misuse in patients with schizophrenia: epidemiology and management. Drugs. 2002; 62:743_755
45. **Kern RS, Green MF, Marshall BD Jr, et al.** Risperidone versus haloperidol on secondary memory: can newer medications aid learning? Schizophr Bull 1999; 25:223_232
46. **Green MF, Marder SR, Glynn SM, et al.** The neurocognitive effects of low-dose haloperidol: a two-year comparison with risperidone. Biol Psychiatry 2002; 51: 972_978
47. **Centers for Disease Control.** Update: prevalence overweight among children, adolescents and adults_United States 1988_1994. MMWR Morb Mortal Wkly Rep 1997; 46:1 98_202
48. **Allison DB, Fontaine KR, Heo M, et al.** The distribution of body mass index among individuals with and without schizophrenia. J Clin Psychiatry 1999; 60: 215_220
49. **Mukherjee S, Decina P, Bocola V, et al.** Diabetes mellitus in schizophrenic patients. Compr Psychiatry 1996; 37:68_73
50. **Wieck A, Haddad PM.** Antipsychotic-induced hyperprolactinemia in women: pathophysiology, severity and consequences. Br J Psychiatry 2003; 82: 199_204
51. **Marder SR, Essock SM, Miller AL, et al.** The Mount Sinai Conference on the Health Monitoring of Patients with Schizophrenia. Am J Psychiatry (submitted)
52. **Cramer JA, Rosenheck R.** Compliance with medication regimens for mental and physical disorders. Psychiatr Serv 1998; 49: 196_201
53. **Gilbert PL, Harris MJ, McAdams LA, et al.** Neuroleptic withdrawal in schizophrenic patients: a review of the literature. Arch Gen Psychiatry 1995; 52: 173_188
54. **Gaebel W.** Intermittent medication—an alternative? Acta Psychiatr Scand Suppl 1994; 382: 33_38
55. **Kissling W, Kane JM, Barnes TR, et al.** Guidelines for neuroleptic relapse prevention in schizophrenia: towards consensus view. In:Kissling W, ed. Guidelines for Neuroleptic Relapse Prevention in Schizophrenia. Heidelberg: Springer; 1991: 155_163
56. **Pekkala E, Merinder L.** Psychoeducation for schizophrenia (Cochrane Review). The Cochrane Library. Update Software, Oxford, 2003
57. **Pharoah FM, Mari JJ, Streiner D.** Family intervention for schizophrenia(Cochrane Review). Update Software, Oxford, 2003
58. **Pitschel-Walz G, Leucht S, Bauml J, et al.** The effect of family interventions on relapse and

rehospitalization in schizophrenia: a metaanalysis. Schizophr Bull 2001; 27: 73_92
59. **Kemp R, Kirov G, Everitt B, et al.** Randomised controlled trial of compliance therapy: 18-month follow-up. Br J Psychiatry 1998; 172: 413_419
60. **Marshall,M., Lockwood,A.** Assertive community treatment for people with severe mental disorders (Cochrane Review). Update Software, Oxford, 2003
61. **Marshall M, Gray A, Lockwood A, et al.** Case management for people with severe mental disorders (Cochrane Review). The Cochrane Library. Update Software, Oxford, 2003
62. **Adams CE, Fenton MK, Quraishi S, et al.** Systematic meta-review of depot antipsychotic drugs for people with schizophrenia. Br J Psychiatry 2001; 179:290_299
63. **Davis JM, Metalon L, Watanabe MD, et al.** Depot antipsychotic drugs:place in therapy. Drugs 1994;47:741_773
64. **Mentschel C, Leucht S, Kane J.** Depot drugs may reduce relapses in schizophrenic outpatients: a meta-analysis. Presented at the 156th Meeting of the American Psychiatric Association, San Francisco, May 17_22, 2003.
65. **Walburn J, Gray R, Gournay K, et al.** Systematic review of patient and nurse attitudes to depot antipsychotic medication. Br J Psychiatry 2001; 179:300_307
66. **Glazer WM, Kane JM.** Depot neuroleptic therapy: an underutilized treatment option. J Clin Psychiatry 1992; 53: 426_433
67. **Goldman RS, Axelrod BN, Tandon R, et al.** Neuropsychological prediction of treatment efficacy and one-year outcome in schizophrenia. Psychopathology 1993; 26: 122_126
68. **Gold JM, Harvey PD.** Cognitive deficits in schizophrenia. Psychiatr Clin North Am 1993; 16:295-312
69. **Green MF.** What are the functional consequences of neurocognitive deficits in schizophrenia? Am J Psychiatry 1996; 153: 321_330
70. **Harvey PD, Howanitz E, Parrella M, et al.** Symptoms, cognitive functioning, and adaptive skills in geriatric patients with lifelong schizophrenia: a comparison across treatment sites. Am J Psychiatry 1998; 155: 1080_1086
71. **Green MF, Kern RS, Braff DL, et al.** Neurocognitive deficits and functional outcome in schizophrenia: are we measuring the "right stuff"? Schizophr Bull 2000;26:1 19_136
72. **Huppert JD, Weiss KA, Lim R, et al.** Quality of life in schizophrenia: contributions of anxiety and depression. Schizophr Res 2001; 51: 171_180
73. **Perlick D, Mattis S, Stastny P, et al.** Neuropsychological discriminators of long-term inpatient or outpatient status in chronic schizophrenia. J Neuropsychiatry Clin Neurosci 1992; 4: 428_434
74. **Clinical Antipsychotic Trials of Intervention Effectiveness (CATIE)**. Information on the CATIE Schizophrenia Trial can be obtained from the NIMH website (www.nimh.nih.gov/studies/catieschiz.cfm) and from the CATIE website (www.catie.unc.edu)

精神病性障害薬物治療の最適化ガイドライン

ガイドラインの構成と重要用語

ガイドラインの構成
1．薬剤の選択，用量，等価換算量
2．コンプライアンス（服薬遵守性）
3．持効性注射製剤抗精神病薬
4．緩解と回復の定義

ランク付けに用いた用語
　一次選択治療とは，この調査に対するエキスパートの回答を統計的に集計した結果，上位にランク付けされた治療ストラテジーで，当該状況のもとでの初期治療として調査参加者が通常適切と考える選択肢である。最善の治療とは，一次選択治療のうち，とくに強く推奨されるもので，エキスパートの50％以上が最高ランクの「9点」（きわめて適切）の評価を付けた選択肢である。
　二次選択治療とは，一次選択治療に忍容性のない患者や，反応しない患者に対しての妥当な選択となる治療法である。「上位二次選択」とは，CI区間の一部が一次選択の範囲にかかる選択肢を指す。
　三次選択治療とは，通常は不適切なもので，好ましいとされる治療が奏功しなかった場合にのみ行う選択肢である。

調査に用いた用語
精神病性障害　この調査では，「精神病性障害」という用語は，DSM-IV-TRの「統合失調症および他の精神病性障害」の節に示された障害を指している。すなわち，統合失調症，統合失調感情障害，妄想性障害，短期精神病性障害である。

治療の段階
・急性期治療：現在の精神病性エピソードの症状と兆候の解消を目的とする。
・維持治療：新たな精神病性への発展（再発）の防止を目的とする。

コンプライアンス・レベル（服薬遵守性）　治療へのコンプライアンスに関する質問では，下記のレベルを用いた。
・コンプライアント：ときおり服用を忘れるのみ（処方の20％以下）
・部分的コンプライアント：服用しないことがよくある（20-80％）
・ノンコンプライアント：80％以上服用しない

抗精神病薬　質問項目の抗精神病薬はアルファベット順に並べた。回答者には，熟知していない薬剤についてはその行に横線を引いて回答を除外するよう求めた。調査で質問対象とし

た薬剤を以下にあげる.
- 従来型抗精神病薬
    高力価（ハロペリドール，フルフェナジンなど）
    中力価（thiothixene，ペルフェナジン，trifluoperazineなど）
    低力価（クロルプロマジン，チオリダジンなど）
- 非定型抗精神病薬：aripiprazole, clozapine, オランザピン，リスペリドン，クエチアピン，ziprasidone

精神病性障害薬物治療の最適化ガイドライン
I　薬剤の選択，用量，等価換算量

GUIDELINE 1　精神病性障害に対する初期薬物治療の選択[問1-3]

1A：初発エピソードの患者

　中心症状が陽性症状である初発エピソードの患者に対して，エキスパートは，経口のリスペリドンを最善の治療とみなしている。この臨床状況に対して推奨されるその他の薬剤としては，aripiprazole，オランザピン，ziprasidone，クエチアピンがある（前者2つは一次選択，後者2つは上位二次選択だが，これらの間に大きな差はなく，エキスパートの約2/3はすべて一次選択とランク付けした）。

　中心症状が陰性症状である初発エピソードの患者に対して，エキスパートは，新しい経口非定型抗精神病薬のいずれかを推奨している。リスペリドンとaripiprazoleが第一次選択治療，他の3種は上位二次選択治療とランク付けされた。しかし，すべての選択肢の間に大きな差はなく，CIの差もわずかだった。

　陽性症状と陰性症状がともに顕著な初発エピソードの患者に対して，エキスパートは，経口のリスペリドンが好ましいとしている。この臨床状況に対して推奨されるその他の薬剤としては，aripiprazole，ziprasidone，オランザピン，クエチアピンがある（ここでもやはり，4つの選択肢の間に大きな差はなく，CIの差もわずかだった）。

　初発エピソードの患者に対する持効性注射製剤非定型抗精神病薬の使用については，エキスパート集団のランク付けにばらつきがあり，この項目でのコンセンサスは得られなかった（エキスパートの約1/4はこれを一次選択とランク付けし，約1/3は三次選択とランク付けした）。初発エピソードの患者に対して，エキスパートは従来型抗精神病薬を経口，デポ製剤とも推奨しなかった（いずれのケースでも従来型抗精神病薬は三次選択とランク付けされた）。

太字イタリック＝最善の治療

臨床症状	一次選択治療*	上位二次選択治療	その他の二次選択治療
中心症状が**陽性**症状	***リスペリドン*** Aripiprazole オランザピン	Ziprasidone クエチアピン	持効性注射製剤非定型薬†
中心症状が**陰性**症状	リスペリドン Aripiprazole	Ziprasidone オランザピン クエチアピン	持効性注射製剤非定型薬
陽性症状と陰性症状がともに顕著な状態	リスペリドン Aripiprazole Ziprasidone	オランザピン クエチアピン	持効性注射製剤非定型薬

*本調査では抗精神病薬の経口製剤と持効性注射製剤についてのみ尋ねた．とくに注記されない場合，表中の薬剤はすべて経口製剤である．
†本調査時点で持効性注射製剤非定型抗精神病薬は米国では利用できないが，利用できる国もある．本調査では，この製剤が利用できるとしたらどうするかについて評価するようエキスパートに求めた．

1B：複数エピソードの患者

　中心症状が陽性症状である複数のエピソードを経験している患者に対して，エキスパートは，経口のリスペリドンを最善の治療とみなしている．この臨床状況に対して一次選択として推奨されるその他の薬剤には，aripiprazole，ziprasidone，オランザピン，クエチアピン，持効性非定型抗精神病薬がある．Clozapineは上位二次選択としてランク付けられた．その他の二次選択治療としては，持効性従来型抗精神病薬（デポ薬）と，経口高力価従来型抗精神病薬があった．

　中心症状が陰性症状である複数のエピソードを経験している患者に対しては，リスペリドンとaripiprazoleとziprasidoneが一次選択，オランザピン，クエチアピン，持効性非定型抗精神病薬，clozapineが上位二次選択とされた（ただし，すべての選択肢の間に傾向としてばらつきはなく，CIの差もわずかだった点には留意を要する）．持効性従来型抗精神病薬は上位ではない二次選択だった．

　陽性症状と陰性症状がともに顕著な複数のエピソードを経験している患者に対して，エキスパートは，リスペリドンの使用が好ましいとし，次にaripiprazoleを挙げている．その他，ziprasidoneとオランザピンが一次選択，持効性非定型抗精神病薬，クエチアピン，clozapineが上位二次選択だった（これらの選択肢の間に大きな差はなく，CIの差もわずかだった）．上位でない二次選択治療としては，持効性デポ製剤従来型抗精神病薬と，経口高力価従来型抗精神病薬があった．

　過去に精神病性エピソードの既往歴をもつ患者に対しては，エキスパートは明らかに，clozpaineや持効性注射製剤抗精神病薬の使用意図が高かった．中力価，低力価の従来型抗精神病薬の使用は，エキスパートは推奨しなかった．また，経口高力価従来型抗精神病薬についても，非常に限られた支持しかしなかった．

太字イタリック=最善の治療

臨床症状	一次選択治療	上位二次選択治療	その他の二次選択治療
中心症状が**陽性**症状	***リスペリドン*** Aripiprazole Ziprasidone オランザピン 持効性注射製剤非定型薬 クエチアピン	Clozapine	持効性従来型薬（デポ薬） 経口高力価従来型薬
中心症状が**陰性**症状	リスペリドン Aripiprazole Ziprasidone	オランザピン クエチアピン 持効性注射製剤非定型薬 Clozapine	持効性従来型薬
陽性症状と陰性症状ともに顕著な状態	リスペリドン Aripiprazole Ziprasidone オランザピン	持効性注射製剤非定型薬 クエチアピン Clozapine	持効性従来型薬 経口高力価従来型薬

GUIDELINE 2　抗精神病薬の適切な用量[問4,6]

　エキスパートに，さまざまな治療状況における従来型および非定型の抗精神病薬の推奨用量の記入を求めた。回答の平均値と標準偏差を用い，現在利用できる錠剤の力価に合わせて現実的な用量を記載した。エキスパートの推奨用量は一般に，薬の包装に表示されている推奨用量とよく一致した。オランザピンとクエチアピンについては，エキスパートによる急性期治療の最高用量の推奨が，臨床試験における安全性データが入手できる最高用量よりもやや高かった（安全性データは，オランザピンで20mgまで，クエチアピンで800mgまで）。調査参加者は一般に，初発エピソードの患者よりも複数エピソードを経験している患者に，高用量を使用するとした。維持治療の推奨用量は，急性期治療の用量よりも少なかった。

薬剤		初発エピソードの患者		複数エピソードの患者		急性期治療の最終高用量 (mg/day)
		急性期治療* (mg/day)	維持治療 (mg/day)	急性期治療* (mg/day)	維持治療 (mg/day)	
非定型（経口）	Aripiprazole	10-20	10-20	15-30	15-20	30
	Clozapine	300-500	250-500	400-600	300-550	850
	オランザピン	10-20	10-20	15-25	12.5-22.5	40†
	クエチアピン	350-700	300-600	500-800	400-750	950†
	リスペリドン	2.5-5.0	2.0-4.5	4.0-6.5	3.5-5.5	10.5
	Ziprasidone	100-160	80-160	140-180	120-180	180
従来型	クロルプロマジン	200-650	150-600	400-800	250-750	950
	フルフェナジン	2.5-15.0	2.5-12.5	5.0-22.5	5.0-15.0	25.0
	ハロペリドール	3.0-13.5	1.5-10.5	7.0-18.5	6.0-13.5	25.0
	ペルフェナジン	8-38	6-36	16-48	12-42	56
	チオリダジン‡	225-550	150-500	350-650	250-550	650
	Thiothixene	5-30	2-30	10-40	10-35	40
	Trifluoperazine	5-30	2-20	10-35	10-30	40
	デカン酸フルフェナジン（mg/2-3week）	12.5-37.5	6.25-37.5	12.5-62.5	12.5-50.0	50.0
	デカン酸ハロペリドール（mg/4week）	50-200	50-200	100-250	100-200	250

*漸増の必要のない経口の抗精神病薬または持効性注射製剤抗精神病薬で治療を始める場合，低用量で始め，反応と副作用のレベルに基づいて増量するか，あるいは中程度の用量から始めることを，エキスパートは推奨している。問10,11

†臨床試験において，オランザピンの20（mg/day）以上の用量と，クエチアピンの800（mg/day）以上の用量の安全性は評価されていない。

‡チオリダジンの包装表示には，以下のような警告が太枠で掲載されている。本剤は「用量に関連してQTc間隔の延長を引き起こすことが明らかになっている。チオリダジンを含め，このような可能性を有する薬剤は，torsades de pointesタイプの不整脈および突然死と関連づけられている。こうした重大な，生命に関わりかねない不整脈誘発効果の可能性があるために，チオリダジンは，他の抗精神病薬による適切な治療に良好な反応を示さない統合失調症患者に限り使用すべきである」

GUIDELINE 3　治療薬剤モニタリング（血漿濃度を利用したTDM）　問5

　50％以上のエキスパートが，clozapine，ハロペリドール，デカン酸ハロペリドールについてのみ血漿中濃度分析が利用できると回答した。臨床的に血漿中濃度が最も有用であるとエキスパートが考える薬剤はclozapineだった。半数以上のエキスパートが，clozapineとハロペリドールの血漿中濃度をコンプライアンスのモニタリングのために利用している。88％のエキスパートが，おもに不十分な反応や副作用が問題になっているケースで，用量の調整のためにclozapine濃度を利用している。50％のエキスパートが，不十分な反応や副作用が問題となっている患者の用量を調整するために，ハロペリドール（経口またはデカン酸）の血漿中濃度を利用している。

GUIDELINE 4 　不十分な薬剤の処方期間[問13]

　最初または2番目に試した抗精神病薬に対して患者がほとんどあるいはまったく反応を示さないとき，エキスパートは，治療処方を大きく変えるのを，最短3週間，最長6週間待つことを推奨している。患者が治療に対して部分的な反応を示している場合は，その期間はやや長くなり，最初の抗精神病薬を変えるまで4－10週間，2番目の抗精神病薬を変えるまで5－11週間待つ。治療処方を大きく変えるとは，用量の大幅な増加または別の薬剤への切り替えである。部分的な反応がみられるとき，とくにそれが2番目の薬剤である場合は，そうでない場合よりエキスパートは長く待つ点に注目してほしい。大きな違いではないが，これらの問題を扱ったコントロールされた試験データが得られていないなかで，この数値は興味深い。これらの結果は1996年の『Expert Consensus Guidelines on the Treatment of Schizophrenia』*の結果に近い。このときの調査では，反応がない場合，別の薬物ストラテジーに切り替えるまで3－8週間，部分的な反応がある場合は5－12週間が推奨されていた。

*McEvoy JP, Weiden PJ, Smith TE, et al. The expert consensus guideline series: treatment of schizophrenia. J Clin Psychiatry 1996;57（suppl 12b）:1-58

4A：最初の抗精神病薬に不十分な反応

	切り替えまでの最短期間（週）	切り替えまでの最長期間（週）
ほとんどあるいはまったく無反応	3	6
部分的反応	4	10

4B：2番目の抗精神病薬に不十分な反応

	切り替えまでの最短期間（週）	切り替えまでの最長期間（週）
ほとんどあるいはまったく無反応	3	6
部分的反応	5	11

GUIDELINE 5　等価換算量

5A：対ハロペリドール [問7]

　さまざまな用量のハロペリドールに対してエキスパートが等価と考える従来型および非定型抗精神病薬の用量を記入してもらった。回答の平均値と標準偏差を用い，現在利用できる錠剤の力価に合わせて現実的な用量を記載した。この質問の目的は，旧世代の従来型抗精神病薬と新世代の非定型抗精神病薬の間の等価換算の感触をつかむことにあった。全体として，エキスパートの回答は線形のパターンを示した。これは，等価換算の計算におそらく一次式を適用できることを示唆している。いずれの薬剤についても，エキスパートがハロペリドール30mgと等価と考える用量が，エキスパートが急性期治療の最高用量とした量よりも高くなっている点は興味深い（GUIDELINE 2 参照：p.44〜45）。

	ハロペリドール	1mg	5mg	10mg	20mg	30mg
非定型（経口）	Aripiprazole	5	10	20	30	35
	Clozapine	75	250	425	675	900
	オランザピン	2.5	10	20	30	45
	クエチアピン	100	3.25	600	900	1200
	リスペリドン	1.0	3.0	5.5	10.5	15.0
	Ziprasidone	40	100	140	180	240
従来型	クロルプロマジン	60	250	500	900	1300
	フルフェナジン	1	5	10	20	30
	ペルフェナジン	4	16	32	64	88
	チオリダジン	50	200	450	750	1000
	Thiothixene	3	12	25	40	60
	Trifluoperazine	3	12	25	40	55
	デカン酸フルフェナジン（mg /2-3week）*	6.25	12.5	25	50	75
	デカン酸ハロペリドール（mg /4week）*	25	100	150	250	300

*デカン酸フルフェナジンとデカン酸ハロペリドールについては，経口ハロペリドールを継続的に毎日投与した場合の用量に等価と考える用量の記入を求めた。

5B：対リスペリドン 問8

さまざまな用量のリスペリドンに対してエキスパートが等価と考える従来型および非定型抗精神病薬の用量を記入してもらった。回答の平均値と標準偏差を用い，現在利用できる錠剤の力価に合わせて現実的な用量を記載した。この質問の目的は，新世代の非定型抗精神病薬間の等価換算の感触をつかむことにあった。ここでも，全体として，エキスパートの回答は線形のパターンを示した。これは，等価換算の計算におそらく一次式を適用できることを示唆している。エキスパートがリスペリドン10mgと等価と考える用量が，ハロペリドール20mgと等価と考える用量ときわめて近い点は興味深い（ハロペリドール20mgと等価と考えられるリスペリドン用量が10.5mgであったことを考えると，この点は当然である。GUIDELINE 5 A参照：p.48）。

	リスペドン	1mg	2mg	4mg	6mg	10mg
非定型（経口）	Aripiprazole	5	10	15	25	30
	Clozapine	75	175	350	500	700
	オランザピン	5	7.5	15	20	30
	クエチアピン	100	225	450	600	825
	Ziprasidone	40	60	120	160	200
従来型	クロルプロマジン	80	175	350	550	800
	フルフェナジン	1	5	7.5	12.5	15
	ハロペリドール	1.5	3.5	7.5	11.5	17
	ペルフェナジン	6	12	24	40	54
	チオリダジン	75	150	300	475	650
	Thiothixene	4	8	17	25	35
	Trifluoperazine	4	10	15	25	35
	デカン酸フルフェナジン（mg/2-3week）*	6.25	12.5	25	37.5	50
	デカン酸ハロペリドール（mg/4week）*	25	50	100	150	225

*デカン酸フルフェナジンとデカン酸ハロペリドールについては，経口リスペリドンを継続的に毎日投与した場合の用量に等価と考える用量の記入を求めた。

GUIDELINE 6　用量の調整

6A：用量の調整に際して考慮する要素[問9]

　急性期の抗精神病薬の用量調整に際してエキスパートが最も重要と考える要素は，他の薬剤の併用，患者の年齢，肝臓病の存在である。薬剤の併用が重視されたことは，薬剤間の相互作用とその影響可能性についての知識が増大してきたことの反映である。その他重視された要素としては，心臓血管系と腎臓の病気の存在，喫煙の有無，体重がある。患者の性別の重要性についてはコンセンサスは存在しなかった。エキスパートの30％は，用量調整のためにつねに患者の性別を考慮すると回答しているが，23％はほとんどあるいはまったく考慮しないと回答している。多くのエキスパート（45％）が用量調整に際して患者の体重を考慮することがときどきしかないと回答している点は驚きに値する。これは，（これらの化合物の親油性の高さからして）血中濃度が最終的に体重の影響を受ける可能性があるという事実があるにもかかわらず，抗精神病薬の投薬量決定が患者の体重にほとんど影響されていないという観察と一致する。おそらく，精神病性障害の治療における投薬量決定を単純化したいという製薬業界の思惑も関係していると思われる。

つねに考慮	考慮することもある
他の薬剤の併用 患者の年齢 肝臓病の存在	心臓血管系の病気の存在* 腎臓病の存在 患者の喫煙の有無 患者の体重 患者の性別

*非常に上位の第二次選択治療

6B：特定の年齢層に対する用量の選択 問12

小児および思春期患者に対する用量選択　エキスパートの過半数は，精神病性障害のある12歳以下の小児に対して以下の薬剤を通常は使用しない：aripiprazole，clozapine，クロルプロマジン，フルフェナジン，ペルフェナジン，チオリダジン，thiothixine，trifluoperazine，デカン酸フルフェナジン，デカン酸ハロペリドール。また，エキスパートの過半数は，精神病性障害のある思春期の患者（13－18歳）に対して以下の薬剤を通常は使用しない：クロルプロマジン，ペルフェナジン，チオリダジン，thiothixine，trifluoperazine。小児患者に対する推奨用量は，成人患者に対する量（GUIDELINE 2参照：p.44～45）より一般に低い。思春期患者に対する推奨用量は，成人患者に対する量よりもやや低いだけである。これらの結果は，小児および思春期の患者に対する最適用量について，さらにデータが必要であることをはっきりと示している。

高齢患者に対する用量選択　エキスパートは一般に高齢患者に対して，若年の患者に対するよりも低用量を推奨する。これはおそらく，高齢患者のほうが代謝が遅く，副作用にも敏感であることへの懸念を反映したものである。また，高齢患者では身体疾患が併存していたり，複数の薬剤を服用している例が多く，副作用や薬剤の相互作用の生じる危険性が高い。エキスパートは一般に，痴呆の高齢患者に対しては，精神病性障害の高齢患者よりも低用量を推奨する。エキスパートの過半数は，精神病性障害または痴呆の高齢患者に対して以下の薬剤を通常は使用しない：クロルプロマジン，チオリダジン，thiothixine，trifluoperazine。また，痴呆の高齢患者に対しては，70％がデカン酸フルフェナジンとデカン酸ハロペリドールを避ける。

薬剤		小児の精神病性障害患者（mg/day）	思春期の精神病性障害患者（mg/day）	高齢患者	
				精神病性障害（mg/day）	行動障害および／または精神病を伴う痴呆（mg/day）
非定型（経口）	Aripiprazole	(10-15)*	10-20	10-15	10-15
	Clozapine	(100-350)*	225-450	175-375	50-175
	オランザピン	5-10	10-15	5-15	5-10
	クエチアピン	150-400	250-550	225-450	75-300
	リスペリドン	1.0-2.0	2.5-4.0	1.5-3.5	1.0-3.0
	Ziprasidone	40-100	80-140	80-140	40-100
従来型	クロルプロマジン	(150-200)*	(225-375)*	(150-300)*	(75-150)*
	フルフェナジン	(1.5-5.0)*	2.5-10.0	2.5-7.5	1.0-5.0
	ハロペリドール	1.0-4.0	2.0-9.0	2.0-6.0	1.0-3.5
	ペルフェナジン	(6-12)*	(12-22)*	6-24	2-14
	チオリダジン	(100-250)*	(225-325)*	(150-300)*	(50-125)*
	Thiothixene	(4-7)*	(4-20)*	(2-20)*	(1-11)*
	Trifluoperazine	(2-10)*	(6-15)*	(4-15)*	(3-10)*
	デカン酸フルフェナジン（mg/2-3week）	(6.25-12.5 mg/2-3week)*	12.5-25.0 mg/2-3week	6.25-25.0 mg/2-3week	(6.25-12.5 mg/2-3week)*
	デカン酸ハロペリドール（mg/4week）	(15-50 mg/4 week)*†	(50-150 mg/4 week)	25-100 mg/4week	(15-100 mg/4week)*†

*この種の患者に対して，エキスパートの過半数は通常この薬剤を使用しない。
†現在の製剤ではデカン酸ハロペリドール15mgの処方は困難だが，この低い平均値は，エキスパートが小児あるいは痴呆の高齢患者にこの薬剤の使用を決めた場合には，用量に非常に慎重になることを示唆している。

GUIDELINE 7　反応が不十分な場合のストラテジー

7A：抗精神病薬を切り替えるとき[問14]

　各抗精神病薬について，複数のエピソードを経験している患者がその薬剤の平均標的用量（GUIDELINE 2の推奨標的用量参照：p.44～45）に十分に反応しない場合，用量を増やすか，別の薬剤に切り替えるかをエキスパートに尋ねた。Clozapineとオランザピンについては，90％以上のエキスパートが，薬剤を切り替える前にまず用量を――clozapineは850mg/dayまで，オランザピンは40mg/dayまで――増やすと回答した。クエチアピンとリスペリドンについては，80％以上が切り替え前に用量を――クエチアピンは1100mg/day，リスペリドンは10mg/dayまで――増やすと回答した。Aripiprazole，ziprasidone，デカン酸フルフェナジンとデカン酸ハロペリドールでは，約60％あるいはそれ以上のエキスパートが用量を増やすと回答した。チオリダジン以外の従来型経口抗精神病薬で，推奨標的用量への反応が不十分な場合に，用量の増量と薬剤の切り替えのどちらが優れたストラテジーであるかについて，エキスパートの意見はほぼ半々に分かれている。チオリダジンについては，67％が別の薬剤に切り替えると回答した。従来型経口薬の場合，高用量での副作用，とくにEPSとTDへの懸念から，エキスパートは用量の増量に比較的消極的であるものと思われる。

反応が不十分な薬剤		ストラテジー		
		用量を増やす (回答したエキスパートの率)	標的用量 (mg/day)	薬剤を切り替える (回答したエキスパートの率)
非定型（経口）	Aripiprazole	68%	30-35	32%
	Clozapine	93%	600-850	7%
	オランザピン	93%	25-40	7%
	クエチアピン	84%	650-110	16%
	リスペリドン	84%	6-10	16%
	Ziprasidone	57%	160-220	43%
従来型	クロルプロマジン	56%	550-130	44%
	フルフェナジン	55%	10-30	45%
	ハロペリドール	52%	10-30	48%
	ペルフェナジン	51%	24-64	49%
	チオリダジン	33%	500-800	67%
	Thiothixene	49%	25-50	51%
	Trifluoperazine	53%	20-55	47%
	デカン酸フルフェナジン	64%	37.5-62.5mg/2-3week	36%
	デカン酸ハロペリドール	64%	125-325mg/4week	36%

7B：抗精神病薬の切り替え：次の薬剤の選択[問15]

　最初の薬剤への反応が不十分だった場合，切り替えて使う最初の抗精神病薬と，その次の抗精神病薬をエキスパートに尋ねた。この質問に対して10％以上のエキスパートが回答した薬剤を下表に掲げる。非定型抗精神病薬2剤を試みた後clozapineに切り替えると回答したエキスパートは30％以上だったが，質問18では，エキスパートの70％が，この状況でclozapineを一次選択ストラテジーに推奨した点は注目に値する。質問15と18の間のこの回答の食い違いは，おそらく質問の仕方の違いを反映したものであろうが，治療アルゴリズムの中でのclozapineの最適の位置づけが，この分野でまだ確定していないということもあるだろう。編者は，約2/3のエキスパートが非定型抗精神病薬2剤に対する反応が不十分な場合にclozapineへの切り替えを推奨すると回答した質問18の結果を支持する（GUIDELINE 7 G参照：p.62）。従来型の抗精神病薬から始めた患者では，clozapineに移行する前に，その他の非定型抗精神病薬2剤を試みるエキスパートが比較的多かった。

反応が不十分な薬剤	最初に切り替える薬剤*（％）	次に切り替える薬剤（％）
Aripiprazole	リスペリドン（54％） オランザピン（19％） Ziprasidone（16％）	Clozapine（39％） オランザピン（25％） リスペリドン（19％）
Clozapine	リスペリドン（34％） Aripiprazole（25％）	オランザピン（23％） クエチアピン（17％） Aripiprazole（13％） リスペリドン（13％） Ziprasidone（10％）
オランザピン	リスペリドン（60％） Aripiprazole（12％） Ziprasidone（12％）	Clozapine（43％） Aripiprazole（21％） クエチアピン（12％） リスペリドン（10％）
クエチアピン	リスペリドン（64％） オランザピン（14％） Aripiprazole（12％）	オランザピン（38％） Clozapine（31％） Aripiprazole（14％）
リスペリドン	オランザピン（50％） Aripiprazole（19％） Clozapine（12％） クエチアピン（10％） Ziprasidone（10％）	Clozapine（35％） Aripiprazole（25％） クエチアピン（13％）

*患者が最初に試みた抗精神病薬に反応せずに別の抗精神病薬に切り替えた場合で，それでも患者にほとんどあるいはまったく反応が見られないとき，次の大幅な治療処方の変更（さらに別の抗精神病薬への切り替えなど）を行うまでに3－6週間，部分的な反応がみられるときには，次の大幅な変更まで5－11週間待つことを，エキスパートは推奨している。[問13]

7B：（続き）

反応が不十分な薬剤	最初に切り替える薬剤*（%）	次に切り替える薬剤（%）
Ziprasidone	リスペリドン（44%） Aripiprazole（21%） オランザピン（21%） クエチアピン（10%）	Clozapine（34%） オランザピン（29%） Aripiprazole（16%） リスペリドン（13%）
クロルプロマジン	リスペリドン（64%） オランザピン（18%）	オランザピン（35%） Clozapine（19%） クエチアピン（14%） Aripiprazole（11%） リスペリドン（11%） Ziprasidone（11%）
フルフェナジン	リスペリドン（62%） オランザピン（16%） Aripiprazole（11%）	オランザピン（29%） Clozapine（18%） Aripiprazole（15%） クエチアピン（15%） リスペリドン（12%） Ziprasidone（12%）
ハロペリドール	リスペリドン（59%） オランザピン（18%） Aripiprazole（13%）	オランザピン（28%） Clozapine（19%） クエチアピン（14%） リスペリドン（14%） Ziprasidone（14%） Aripiprazole（11%）
ペルフェナジン	リスペリドン（62%） オランザピン（14%） Aripiprazole（11%） Ziprasidone（11%）	オランザピン（29%） Clozapine（18%） Aripiprazole（15%） クエチアピン（15%） Ziprasidone（12%） リスペリドン（12%）
チオリダジン	リスペリドン（68%） オランザピン（14%）	オランザピン（29%） Clozapine（18%） Aripiprazole（15%） リスペリドン（15%） クエチアピン（12%） Ziprasidone（12%）

*患者が最初に試みた抗精神病薬に反応せずに別の抗精神病薬に切り替えた場合で、それでも患者にほとんどあるいはまったく反応が見られないとき、次の大幅な治療処方の変更（さらに別の抗精神病薬への切り替えなど）を行うまでに3－6週間、部分的な反応がみられるときには、次の大幅な変更まで5－11週間待つことを、エキスパートは推奨している。問13

7B：（続き）

反応が不十分な薬剤	最初に切り替える薬剤*（％）	次に切り替える薬剤（％）
Thiothixene	リスペリドン（64％） オランザピン（14％） Aripiprazole（11％）	オランザピン（30％） Clozapine（18％） リスペリドン（15％） Aripiprazole（12％） クエチアピン（12％） Ziprasidone（12％）
Trifluoperazine	リスペリドン（61％） オランザピン（17％） Aripiprazole（13％）	オランザピン（27％） Clozapine（18％） リスペリドン（15％） Ziprasidone（15％） Aripiprazole（12％） クエチアピン（12％）
持効性注射製剤非定型薬	Clozapine（27％） リスペリドン（24％） デカン酸ハロペリドール（15％）	Clozapine（40％） オランザピン（17％） Aripiprazole（10％） Ziprasidone（10％）
デカン酸フルフェナジン注射薬	持効性注射製剤非定型薬（38％） リスペリドン（24％）	Clozapine（41％） オランザピン（21％）
デカン酸ハロペリドール注射薬	持効性注射製剤非定型薬（39％） リスペリドン（22％）	Clozapine（45％） オランザピン（15％）

*患者が最初に試みた抗精神病薬に反応せずに別の抗精神病薬に切り替えた場合で，それでも患者にほとんどあるいはまったく反応が見られないとき，次の大幅な治療処方の変更（さらに別の抗精神病薬への切り替えなど）を行うまでに3－6週間，部分的な反応がみられるときには，次の大幅な変更まで5－11週間待つことを，エキスパートは推奨している。問13

7C：抗精神病薬の切り替え：標的用量[問15]

　第2，第3の抗精神病薬の標的用量に関するエキスパートの推奨は，ほとんどGUEDELINE 2（p.44〜45）に示した急性期の標的用量と同じである。ただし，とくに第3の薬剤に関しては，投与範囲の上限用量の使用を考慮する傾向がある。

		最初に切り替えた薬剤の用量 （mg/day）	次に切り替えた薬剤の用量 （mg/day）
非定型（経口）	Aripiprazole	20-30	15-30
	Clozapine	350-450	350-500
	オランザピン	15-30	15-25
	クエチアピン	550-750	500-800
	リスペリドン	3.5-7	4.5-8
	Ziprasidone	120-160	120-180
	持効性注射製剤非定型薬 （リスペリドン）	37.5-50mg/2week	50mg/2week*
従来型	フルフェナジン	—	50*
	ハロペリドール	10*	10-20
	デカン酸フルフェナジン	6.25-6.25mg/2-3week	75mg/2-3week*
	デカン酸ハロペリドール	100-250mg/4week	100-450mg/4week

*記入1名のみ

7D：経口抗精神病薬への切り替えの好ましいストラテジー[問16]

　各経口非定型抗精神病薬への切り替えに際してエキスパートが用いるストラテジーを尋ねた。最初の抗精神病薬は，中止に際して漸減する必要はないものと仮定した。Clozapine以外の経口非定型薬への切り替えに際しては，エキスパートはクロス・タイトレーション（最初の抗精神病薬を徐々に漸減しながら次の抗精神病薬を徐々に増やす）または重複して漸減する（最初の抗精神病薬は用量を維持して継続しながら次の抗精神病薬を治療レベルにまで漸増し，その後に最初の抗精神病薬を漸減する）ことを推奨している。各薬剤について，クロス・タイトレーションを一次選択と考えるエキスパートのほうが多い。Clozapineへの切り替えに際しては，エキスパートはクロス・タイトレーションを推奨する。Clozapineによる治療は徐々に進める必要があり，前の薬剤を急激に中止したり，中止が早すぎたりしてはならないが，おそらくこの結果はそのことを反映している。Clozapineへの切り替えでは，重複して漸減も考慮される（上位二次選択）。次の薬剤を開始する前に最初の抗精神病薬を中止してしまうストラテジーについては，エキスパートは推奨しない。

切り替える薬剤	一次選択治療	二次選択治療
経口非定型抗精神病薬（Clozapineを除く）		クロス・タイトレーション 重複して漸減
Clozapine	クロス・タイトレーション	重複して漸減

7E：注射製剤抗精神病薬への切り替えの好ましいストラテジー[問17]

　デポ製剤の従来型抗精神病薬への切り替えに際しては，エキスパートは，注射製剤抗精神病薬の治療レベルが達成されるまで経口抗精神病薬を用量を維持して継続し，その後経口抗精神病薬を漸減するストラテジーか，または，最初の注射の後，経口抗精神病薬を徐々に漸減しはじめるストラテジーか，どちらかを推奨している。前者のストラテジーを支持するエキスパートのほうが多かった。注射製剤抗精神病薬の治療レベルが達成されたなら即座に経口抗精神病薬を中止するストラテジーを考慮するエキスパートもいた。

　持効性非定型抗精神病薬への切り替えの推奨もほぼ同様である。ただし，注射製剤抗精神病薬の治療レベルが達成されるまで経口抗精神病薬の用量を維持して継続し，その後経口抗精神病薬を漸減するストラテジーへの支持のほうが強い。

　最初の持効性注射薬の投与時点で経口抗精神病薬を中止するストラテジーについて，エキスパートは間違いなく推奨していないが，この点に留意する必要がある。このストラテジーでは，切り替えの期間中に患者に十分な抗精神病薬が与えられておらず，再発のリスクが潜在的に増加するためである。

切り替える薬剤	一次選択治療	上位二次選択治療	その他の二次選択治療
デポ製剤従来型薬		注射製剤抗精神病薬の治療レベルが達成されるまで経口抗精神病薬を用量を維持して継続し，その後経口抗精神病薬を漸減する 最初の注射の後，経口抗精神病薬を徐々に漸減する	注射製剤抗精神病薬の治療レベルが達成されるまで経口抗精神病薬を用量を維持して継続し，その後即座に経口抗精神病薬を中止する
持効性注射製剤非定型薬		注射製剤抗精神病薬の治療レベルが達成されるまで経口抗精神病薬を用量を維持して継続し，その後経口抗精神病薬を漸減する	最初の注射の後，経口抗精神病薬を徐々に漸減する 射製剤抗精神病薬の治療レベルが達成されるまで経口抗精神病薬を用量を維持して継続し，その後即座に経口抗精神病薬を中止する

7F：反応が部分的な場合のストラテジー 問19

　部分的に反応があるけれども不十分な（たとえば一部陽性症状が持続している）患者の反応を改善するストラテジーとして，さまざまな選択肢の適切性をエキスパートに尋ねた。いずれの選択肢についても，エキスパートはあまり支持せず，多くは三次選択治療とランク付けられた。おそらく，これらのストラテジーに関する実証的なデータが欠けていることを反映した結果であろう。

部分的な反応しか得られなかった薬剤	一次選択治療	上位二次選択治療	その他の二次選択治療
経口従来型薬			持効性注射製剤非定型抗精神病薬を追加 経口非定型抗精神病薬を追加 バルプロ酸を追加 ベンゾジアゼピンを追加
経口非定型薬			持効性注射製剤非定型抗精神病薬を追加 バルプロ酸を追加 経口非定型抗精神病薬を追加 ベンゾジアゼピンを追加 リチウムを追加 電気けいれん療法（ECT）を追加
デポ製剤従来型薬			経口非定型抗精神病薬を追加 バルプロ酸を追加

7G：Clozapineへの切り替え[問18]

　Clozapineは治療抵抗性の統合失調症への適応がある。しかし，治療抵抗性の定義の仕方は臨床医により異なり，普遍的に受け入れられている統合失調症の治療抵抗性の基準は存在しない。そこでエキスパートに，clozapineへの切り替えを考える可能性の最も高い臨床状況はどのようなものかについて尋ねた。

　エキスパートは，1剤またはそれ以上の従来型抗精神病薬と2剤の非定型抗精神病薬を適切に試みて反応が得られない患者に対してclozapineを試みるのが最善のストラテジーであると考えている。また，1剤またはそれ以上の従来型抗精神病薬とすべての非定型抗精神病薬を試みて反応が得られない患者に対して用いるストラテジーも最善とされた。しかし，13％のエキスパートはこの選択肢を三次選択とした。おそらくclozapine以前に他の5つの非定型抗精神病薬をすべて試みる利点はないと考えるためであろう。エキスパートはまた，2剤または3剤の非定型薬を試みて反応が得られない患者，または1剤またはそれ以上の従来型薬と1剤の非定型薬で反応が得られない患者に対して，clozapineを一次選択としている。従来型薬2剤または非定型1剤で反応が得られない患者にclozapineを考慮するエキスパートもいたが，この選択肢への支持は比較的少なかった。Clozapineへの切り替えの最も適切なタイミングはいつかという問題は，臨床治療の裏づけとなるデータがほとんどなく，議論の続く領域にある。実際我々は，clozapineを使う前に複数の薬剤を試みることで患者に害を与えている可能性もある。

太字イタリック＝エキスパートの50％以上が最高のランク付けをしたもの

一次選択治療	上位二次選択治療	その他の二次選択治療
従来型抗精神病薬1剤以上と非定型抗精神病薬2剤 ***従来型抗精神病薬1剤以上と他のすべての非定型抗精神病薬*** 非定型抗精神病薬3剤 非定型抗精神病薬2剤 従来型抗精神病薬1剤以上と非定型抗精神病薬1剤		従来型抗精神病薬2剤 非定型抗精神病薬1剤

GUIDELINE 8　再発管理のための薬物治療ストラテジー

8A：経口抗精神病薬服用時の再発[問20-22]

　入手できるすべての証拠（家族の報告，血漿濃度など）に基づいて，処方薬をきちんと服用していると臨床医が考える患者が再発した場合，エキスパートは，別の経口抗精神病薬への切り替えか，現行の薬剤の増量を推奨する（上位二次選択）。その他の二次選択としては，持効性注射製剤抗精神病薬が考慮される。複数の研究から，臨床医が患者のコンプライアンスの評価を誤ることがよくあることがわかっており，注射製剤の選択にはおそらく，患者が実際には服薬指示を遵守していない可能性もあるとの懸念が反映されている。また，経口製剤の吸収問題についての懸念も反映されているかもしれない。

　臨床医が患者のコンプライアンスの程度に確信が持てなかったり，指示を遵守していない明らかな証拠があったりする場合，エキスパートの一次選択の推奨は，持効性注射製剤非定型薬への切り替えである。また，持効性従来型デポ製剤抗精神病薬も考慮される（上位二次選択）。コンプライアンスの程度に確信が持てないときには，エキスパートは経口抗精神病薬への持効性非定型薬の追加も考慮する。

再　発	一次選択治療*	上位二次選択治療	その他の二次選択治療
コンプライアンスにもかかわらず再発したとき		別の経口抗精神病薬に切り替える 現在の抗精神病薬の用量を増やす 補助薬を追加する	持効性注射製剤非定型抗精神病薬に切り替える 持効性注射製剤非定型抗精神病薬を追加する 別の経口抗精神病薬を追加する 持効性従来型デポ薬に切り替える
コンプライアンスの程度に確信が持てないとき	持効性注射製剤非定型抗精神病薬に切り替える*	持効性従来型デポ薬に切り替える 持効性注射製剤非定型抗精神病薬を追加する	別の経口抗精神病薬に切り替える 持効性従来型デポ薬を追加する 補助薬を追加する
コンプライアンスがないとき	持効性注射製剤非定型抗精神病薬に切り替える	持効性従来型デポ薬に切り替える	別の経口抗精神病薬に切り替える

*本調査時点で持効性注射製剤非定型抗精神病薬は米国では利用できないが，利用できる国もある。本調査では，この製剤が利用できるとしたらどうするかについて評価するようエキスパートに求めた。

8B：持効性注射製剤抗精神病薬を投与されている患者が再発した場合[問23,54]

持効性従来型抗精神病薬（デポ薬）を投与されている患者が再発した場合，エキスパートの一次選択の推奨は，持効性注射製剤非定型抗精神病薬への切り替えである。持効性従来型薬の用量または注射頻度の増加も考慮される（上位二次選択）。

持効性注射製剤非定型抗精神病薬を投与されている患者が再発した場合，エキスパートの一次選択の推奨は，注射製剤抗精神病薬の増量である。また，反応を高めるため，その注射製剤抗精神病薬の経口製剤の追加も，エキスパートは強く考慮する（非常に上位の二次選択）。従来型デポ製剤抗精神病薬への切り替えは，エキスパートは推奨しない（三次選択）。

現在の治療	一次選択治療*	上位二次選択治療	その他の二次選択治療
持効性デポ製剤従来型抗精神病薬	持効性注射製剤非定型抗精神病薬に切り替える*	持効性従来型抗精神病薬の用量を増やす 持効性従来型抗精神病薬の注射頻度を増やす	経口抗精神病薬を追加する 血漿濃度を入手する 補助薬を追加する 別の経口抗精神病薬に切り替える それまで試みていない別の従来型デポ製剤に切り替える
持効性注射製剤非定型抗精神病薬	持効性注射製剤非定型薬の用量を増やす	持効性注射製剤非定型薬の経口製剤を追加する	補助薬を追加する 血漿濃度を入手する 別の経口抗精神病薬を追加する 別の経口抗精神病薬に切り替える

*本調査時点で持効性注射製剤非定型抗精神病薬は米国では利用できないが，利用できる国もある。本調査では，この製剤が利用できるとしたらどうするかについて評価するようエキスパートに求めた。

GUIDELINE 9　安定している患者の用量調整 問24

　患者が非定型抗精神病薬か，デカン酸フルフェナジンまたはデカン酸ハロペリドールの治療を受けている場合，エキスパートの半数以上が，急性期に効果的だった用量を維持治療期にも続ける。ただし，オランザピンとリスペリドンでは，40％以上が減量すると回答している。経口従来型抗精神病薬については，エキスパートの半数以上が，維持治療期には用量を減らすと回答した。ただし，従来型抗精神病薬でも，40％以上のエキスパートが，急性期の用量を維持することを推奨している。この領域にみられるこうした不確定な結果は，従来型抗精神病薬についても非定型抗精神病薬についても，維持治療の最適用量に関する情報が欠如している事実に沿うものである。

維持治療においても急性期の用量を継続する薬剤	このストラテジーを支持するエキスパートの率
Aripiprazole	78％
Clozapine	66％
オランザピン	59％
クエチアピン	71％
リスペリドン	51％
Ziprasidone	72％
デカン酸フルフェナジン	59％
デカン酸ハロペリドール	58％

	薬　剤	用量を減らすことにした場合の標的維持治療用量*（mg/day）
非定型（経口）	Aripiprazole	（10-15）†
	Clozapine	（235-375）†
	オランザピン	（7.5-15.0）†
	クエチアピン	（250-500）†
	リスペリドン	（2.5-4.0）†
	Ziprasidone	（60-120）†
従来型	クロルプロマジン	175-425
	フルフェナジン	3.5-10
	ハロペリドール	38
	ペルフェナジン	8-24
	チオリダジン	150-350
	Thiothixene	7-20
	Trifluoperazine	5-20
	デカン酸フルフェナジン（mg/2-3week）	（6.25-25）†
	デカン酸ハロペリドール（mg/4week）	（50-125）†

*抗精神病薬の用量を減らし始めるまで，患者が安定してから最低6ヵ月，できれば1年待つことをエキスパートは推奨する。 問25
†この薬剤については，エキスパートの半数以上が維持治療においても用量を下げない。

GUIDELINE 10　併発問題の管理

10A：併発問題を抱える患者に対する抗精神病薬選択[問26]

　自殺行動のある患者に対して，エキスパートはclozapineを最善の治療と考えている。これは，clozapineの「反復性自殺行動のリスク軽減」に対する新しい適応と一致する。Clozapineは，攻撃性と暴力に関しても最も多く選択された。その他，攻撃性と暴力に関して高くランク付けされた薬剤は，リスペリドン（一次選択），オランザピン，持効性注射製剤非定型薬（ともに上位二次選択）である。質問したその他の問題——不快／うつ，認知的問題，物質乱用——に関しては，一次選択となる推奨はなかった。これらに関しては，すべての経口非定型抗精神病薬および持効性注射製剤非定型薬が二次選択とランク付けられた。物質乱用を伴う患者に関しては，持効性デポ製剤従来型薬も考慮された。これらの問題に関して一次選択のコンセンサスが得られないことは，おそらく，気分や認知，物質使用に対する非定型抗精神病薬の効果を調べる研究が増えてはいるものの，いまだデータは十分な一貫性を見せておらず，臨床治療に影響するような印象的な結果も出していないという現実を反映しているものと思われる。質問した問題のうち，攻撃性／暴力を除いて，いずれの問題を抱える患者に対しても，経口従来型抗精神病薬が推奨されなかった点は興味深い（攻撃性／暴力問題に関しては従来型経口薬が二次選択とされた）。これらの併発問題がコンプライアンスの欠如が原因となって生じていたり，悪化していたりする可能性はある。したがって，とくに攻撃性／暴力問題や物質乱用問題の場合，持効性非定型抗精神病薬が代替選択肢として高く評価されたのも不思議ではない。

太字イタリック＝最善の治療

併発問題	一次選択治療*	上位二次選択治療	その他の二次選択治療
攻撃性／暴力	Clozapine リスペリドン	オランザピン 持効性注射製剤非定型薬	クエチアピン Ziprasidone Aripiprazole 持効性デポ製剤従来型薬 従来型薬
自殺行動	***Clozapine***	リスペリドン オランザピン Ziprasidone	Aripiprazole クエチアピン 持効性注射製剤非定型薬 持効性デポ製剤従来型薬
不快／うつ		オランザピン Clozapine Aripiprazole リスペリドン Ziprasidone	クエチアピン 持効性注射製剤非定型薬
認知的問題		リスペリドン Aripiprazole オランザピン Ziprasidone Clozapine	クエチアピン 持効性注射製剤非定型薬
物質乱用		Clozapine リスペリドン 持効性注射製剤非定型薬 Aripiprazole オランザピン	クエチアピン Ziprasidone 持効性デポ製剤従来型薬

*本調査では，抗精神病薬の経口製剤と持効性注射製剤についてのみ尋ねた．とくに注記のない限り，表中のすべての薬剤は経口製剤である．

10B：併発問題を抱える患者に対する補助的治療の選択[問27-30]

　統合失調症患者に併存するさまざまな問題の臨床治療に広く用いられている多くの補助薬について尋ねたが，エキスパートは全体として，強い推奨をほとんど行わなかった。おそらく，この領域での決定的な経験的データが欠けているためと思われる。唯一，一次選択の推奨となったのは，不快／うつに対する選択的セロトニン再取り込み阻害薬（SSRI）であるが，これは，うつを併発している患者に抗うつ薬が有効でありうることが複数の研究で示されていることを反映している。Venlafaxineは不快／うつに対する非常に上位の二次選択だった。攻撃性／暴力に対しては，バルプロ酸とリチウムが上位二次選択の評価を受けた。自殺行動については，不快／うつで推奨されたのと同じ抗うつ薬と，ECTが上位二次選択だった。陰性症状が持続する場合の治療をどうするかは，この分野ではずっと以前から難問とされてきた。陰性症状に対して二次選択とランク付けされた補助的治療では，いずれもコンセンサスが得られなかったが，エキスパートの1/4以上が，以下の選択肢を一次選択とランク付けたことは注目に値する：glutaminergic agent，SSRI，別の抗精神病薬，venlafaxine。

併発問題	一次選択治療	上位二次選択治療	その他の二次選択治療
攻撃性／暴力		バルプロ酸 リチウム	カルバマゼピン β阻害薬 ベンゾジアゼピン Gabapentin ECT Lamotrigine Topiramate
自殺行動		選択的セロトニン再取り込み阻害薬（SSRI） 電気けいれん療法（ECT） Venlafaxine	Mirtazapine リチウム バルプロ酸 Bupropion Nefazodone Lamotrigine
不快／うつ	SSRI		Venlafaxine ECT Mirtazapine Bupropion Nefazodone リチウム 三環系抗うつ薬 バルプロ酸 Lamotrigine トラゾドン
持続的陰性症状			glutamatergic agent（グリシン，サイクロセリンなど） SSRI 別の抗精神病薬 Venlafaxine 精神刺激薬

10C：臨床的に有意な肥満の患者に対するストラテジー問31,32

　統合失調症患者における長期的な医学的問題，とくに肥満とそれに伴う併存症の問題に対する関心が高まっている。多くの抗精神病薬は体重増に寄与する可能性があり，患者が臨床的に有意な肥満（BMI≧30）であり，体重に影響しやすい薬剤によく反応しているときには，臨床医は臨床的に困難なジレンマに直面する。臨床的に有意な肥満の患者がclozapine以外の抗精神病薬によく反応している場合，エキスパートは，体重の増えにくい別の抗精神病薬を試みると同時に，可能ならば，栄養および運動についてのカウンセリングを行うことを推奨する。また，同じ抗精神病薬を継続しながら，患者が体重を減らす手助けをするための栄養および運動についてのカウンセリングを行う選択肢も考慮される（上位二次選択）。しかし，clozapineを投与されている患者では，別の抗精神病薬に反応しないため，エキスパートは，この状況でもclozapineを継続し，体重の問題には栄養および運動についてのカウンセリングで対応しようとしている。この状況でclozapineを減量する選択肢も上位二次選択とされたが，臨床研究からは，体重増は用量とは関連しない効果であるらしいということがわかっている。エキスパートがtopiramateの追加を二次選択とランク付けているのは興味深い。統合失調症にこの薬剤を使用して体重が減ったという症例報告はあったが，この治療を裏づけるコントロールされた研究は存在しない。これらの患者に対する体重を減らす薬剤（orlistat, sibutramine）の使用や，肥満の外科的治療は，エキスパートは推奨しなかった。

臨床症状	一次選択治療	上位二次選択治療	その他の二次選択治療
clozapine以外の抗精神病薬によく反応している患者	体重の増えにくい別の抗精神病薬に切り替え，栄養および運動についてのカウンセリングを行う	体重の増えにくい別の抗精神病薬に切り替える 同じ抗精神病薬を同用量で続け，栄養および運動についてのカウンセリングを行う	現在の抗精神病薬を減量し，栄養および運動についてのカウンセリングを行う 治療処方にTopiramate（Topamax）を追加し，栄養および運動についてのカウンセリングを行う
clozapineによく反応している患者	Clozapineを同用量で続け，栄養および運動についてのカウンセリングを行う	Clozapineを減量し，栄養および運動についてのカウンセリングを行う	体重の増えにくい別の抗精神病薬に切り替え，栄養および運動についてのカウンセリングを行う 治療処方にTopiramate（Topamax）を追加し，栄養および運動についてのカウンセリングを行う

10D：併存症とリスク要因のモニタリング[問33]

　医学的ケア全般を精神科ケアの提供者に頼っている統合失調症患者は多い。新しい非定型抗精神病薬により良好な結果が得られるようになってくるにつれ，患者の短期的，長期的健康状態にも目が向けられるようになっている。エキスパートに，モニタリングの**重要性**が高いと思われる症状やリスク要因を尋ねた。また，精神科治療の状況下で現実にモニタリングが可能な症状やリスク要因はどれかについても尋ねた。エキスパートは，質問した症状のすべてについてモニタリングが重要であると回答したが，なかでも肥満と糖尿病が最も重要と考えられていた（エキスパートのそれぞれ60％，56％が9点と評価した）。実施可能性の評価結果は，関係する調査の困難さの度合いを反映したものとなった（体重や血圧をモニターするのは比較的容易だが，骨粗鬆症を評価するのは困難である）。脂質プロフィールの入手については尋ねなかったが，一部の抗精神病薬は高脂血症と関連づけられているため，編者としては，臨床医は脂質濃度を定期的に入手すべきであると注意を促したい。最近のエキスパートの会議では，ルーチンケアの一環として，もし脂質検査の結果が手元になければ必ず入手すべきであるとの結論に達した。統合失調症の人は全体として冠動脈疾患のリスクが高いと考えられており，脂質のスクリーニングを少なくとも5年に1回，治療が必要となりそうな脂質濃度に近づいている証拠があるとき*は，それ以上の頻度で行うべきである。この会議ではまた，臨床医がプロラクチンの増加による症状を意識し，定期的にモニターすべきであるという推奨も出された。臨床的に兆候がみられるときにはプロラクチンの測定を行うべきであり，血中濃度が上がっていたなら，その原因を突き止めるため精密検査を開始すべきである。プロラクチンを上げない薬剤への切り替えも考慮すべきで，もしそれで症状が収まり，プロラクチン濃度が正常範囲に落ちれば，内分泌系の精密検査を回避することができる。心臓の問題（QTc延長や心筋炎），白内障，EPSなど，その他の合併症に関する推奨も，Mount Sinaiのガイドラインに含まれることになっている。

*Marder SR, Essock SM, Miller AL, et al. The Mount Sinai Conference on the Health Monitoring of Patients with Schizophrenia. Am J Psychiatry （submitted）

太字イタリック=50％以上のエキスパートが最高点を付けた症状

モニターすべき症状とリスク要因	一次選択	二次選択
重要度	***肥満*** ***糖尿病*** 心臓血管系の問題 HIVリスク行動 薬物乱用の医学的合併症 大量の喫煙 高血圧 無月経	乳汁漏出 骨粗鬆症
精神科治療チームによるモニタリングの実施可能性	***肥満*** ***高血圧*** 無月経 糖尿病 大量の喫煙 乳汁漏出 心臓血管系の問題	HIVリスク行動 薬物乱用の医学的合併症 骨粗鬆症

精神病性障害薬物治療の最適化ガイドライン
II コンプライアンス（服薬遵守性）

GUIDELINE 11　コンプライアンスのレベル

11A：コンプライアンス・レベルの定義 問36

我々はエキスパートに，下記のようなコンプライアンスの定義を提示し，コンプライアンス問題の評価と管理に関する一連の質問に回答する際のベンチマークとして使用してもらった。また，エキスパート自身がコンプライアンスをどう定義しているかについても尋ねた。調査に参加したエキスパートは，以下に示すとおり，平均してコンプライアンスの閾値を高く設定しており，処方薬剤の65％以上を服用していない患者はノンコンプライアントであると考える。

コンプライアンス・レベル	調査で提示された定義	エキスパートが好ましいとする定義の平均
コンプライアント	服用しない薬剤が20％以下	服用しない薬剤が25％以下
部分的コンプライアント	服用しない薬剤が20-80％	服用しない薬剤が25-65％
ノンコンプライアント	服用しない薬剤が80％以上	服用しない薬剤が65％以上

11B：報告されているコンプライアンスの程度 問34,35

当然ではあるが，エキスパートは，一般に文献に報告されているよりも，自身の患者のほうがコンプライアンス・レベルが高いと回答している。

コンプライアンス・レベル	文献で報告されているレベル	自身の患者についてエキスパートが見積もるコンプライアンス・レベル
コンプライアント（服用しない薬剤が20％以下）	28％	43％
部分的コンプライアント（服用しない薬剤が20-80％）	46％	38％
ノンコンプライアント（服用しない薬剤が80％以上）	26％	19％

GUIDELINE 12　コンプライアンスの評価 問37

コンプライアンスを評価するためのストラテジーとして，エキスパートは患者の世話をしている人または患者自身に尋ねる方法を一次選択としている。また，錠剤の数を数えること，血中濃度の測定，自己評価尺度の使用も考慮する。定期的な尿検査は適切とは考えられていない。

好ましいストラテジー	考慮する
家族または患者の世話をしている人に尋ねる 患者に尋ねる	錠剤の数を数える 血中濃度 コンプライアンスの自己評価尺度

GUIDELINE 13　コンプライアンス問題に介入すべきとき 問38

　患者が薬剤処方量の80％以上を服用しないときには介入が必要であるという点でエキスパート全員の意見が一致した。処方薬剤の50％程度を服用しない場合にも通常介入を行う（91％が介入する）。半数以上（52％）のエキスパートが，処方薬剤の20％程度を服用しないときにも介入する。ときおり服薬しないだけの患者に介入を行うかどうかでは，それほど意見の一致は見られなかった（このケースで通常介入すると回答したのは13％，介入することがあるとの回答が48％，一般に介入しないとの回答が48％だった）。

太字イタリック＝50％以上のエキスパートが最高のランク付けをした介入

通常介入する	介入することもある
患者が薬剤処方量の80％以上を服用しない，または患者が薬剤の服用を完全に中止した 患者が薬剤処方量の50％程度を服用しない 患者が薬剤処方量の20％程度を服用しない*	患者がときおり服薬しない

*上位二次選択

GUIDELINE 14　コンプライアンス問題への対処ストラテジー

14A：初期ストラテジーの選択 問39,40

コンプライアンス問題への対処として用いられている3種類のストラテジーについて，エキスパートにそれぞれの適切性を尋ねた。

・薬理的介入（持効性薬剤への切り替えなど）
・心理社会的介入（患者の教育，コンプライアンス療法〔コンプライアンス問題に焦点を絞った認知行動療法〕など）
・プログラム的介入（集中的ケースマネジメント，ACTなど）

エキスパートは3種類の介入すべてを一次選択治療と評価した。編者は，一般に臨床医は患者の個別の必要に応じて組み合わせたストラテジーを採用すべきであると注意を促したい。部分的にコンプライアントな患者に対しては，エキスパートは心理社会的介入を最も高く評価した。この結果はおそらく，この種の介入がコンプライアンス・レベルを高めうるという知見を反映している。ノンコンプライアントな患者に対しては，心理薬理的介入が最も高く評価された。こちらの結果は，まったく服薬しない患者では再発のリスクが非常に高く，できる限り早く患者を薬物治療に戻すことがとくに重要であるという事実の表れであろう。

太字イタリック＝最善の介入

臨床症状	コンプライアンスを改善する好ましい介入
部分的コンプライアント	**心理社会的介入** 薬理的介入 プログラム的介入
ノンコンプライアント	**薬理的介入** プログラム的介入 心理社会的介入

14B：コンプライアンスを改善するための心理社会的・プログラム的介入[問41, 42]

　コンプライアンスを改善する心理社会的介入として，エキスパートは患者と家族に対する教育，薬剤モニタリング，コンプライアンス療法を最も高いランクに評価した。このランク付けは，コンプライアンス改善ストラテジーの有効性に関する研究結果と一致する。集団精神療法および個人精神療法の有効性に関する研究結果は，エキスパートの評価が比較的低いことで示されているように，確定的なものではない。

　プログラム的介入の中では，Assertive Community Treatment（ACT），各種治療状況を通じて治療者を同じにすることや，集中的ケースマネジメント・サービスをエキスパートは推奨する。集中的ケースマネジメント，とくにACTプログラムにより提供されるタイプのものが，コンプライアンス・レベルを有意に改善しうるという研究結果があり，この推奨はそれを反映したものである。治療者の連続性が欠けると，深刻なコンプライアンス問題を引き起こすことがある。患者に対して，効果のない，あるいは忍容しがたい処方が継続されてしまったり，退院後に薬物治療を続けて受けられなかったりするためである。エキスパートは，在宅指導サービス，部分入院，リハビリテーション・サービス，強制外来治療の各選択肢も，コンプライアンス改善に有用としている。

心理社会的介入		プログラム的介入	
好ましい介入	考慮される介入	好ましい介入	考慮される介入
患者の教育 家族の教育とサポート 薬剤モニタリング コンプライアンス療法（コンプライアンス問題に焦点を絞った認知行動療法）	症状と副作用のモニタリング 個人精神療法または集団精神療法	Assertive Community Treatment（ACT） さまざまな治療様式を通じて一貫する主治医（入院・外来・在宅プログラムなど） 集中的サービス（週に1-5回，あるいはそれ以上，必要なだけ頻繁に接触するなど）	在宅指導サービス 部分入院サービス リハビリテーション・サービス 強制外来治療

14C：コンプライアンス問題に対処するための薬物治療ストラテジー[問43,44]

　コンプライアンス問題に対して一次選択となる薬物治療ストラテジーとしてエキスパート間で強い一致がみられたのは，利用可能ならば持効性注射製剤非定型抗精神病薬に切り替えるという方法である（部分的コンプライアントな患者に対しては一次選択，ノンコンプライアントな患者に対しては最善の治療）。上位二次選択となったのは，持効性デポ製剤従来型薬への切り替え，または持効性注射製剤非定型薬の追加である。その他，部分的コンプライアントな患者に対しては，同じ薬物治療を続けながら，コンプライアンス改善の心理社会的介入を強化するという選択肢も上位二次選択とされている。しかし，ノンコンプライアントな患者に対しては，エキスパートはこのストラテジーを推奨していない。

太字イタリック=最善の治療

臨床症状	一次選択治療	上位二次選択治療	その他の二次選択治療
部分的コンプライアント	持効性非定型抗精神病薬に切り替える*	持効性従来型デポ製剤抗精神病薬に切り替える 持効性非定型抗精神病薬を追加する 薬物治療は変えず，心理社会的治療を強化する	これまで使用していない別の経口抗精神病薬に切り替える 薬剤の血漿濃度を定期的にモニターする 持効性従来型デポ製剤抗精神病薬を追加する
ノンコンプライアント	***持効性非定型抗精神病薬に切り替える***	持効性従来型デポ製剤抗精神病薬に切り替える 持効性非定型抗精神病薬を追加する	持効性従来型デポ製剤抗精神病薬を追加する 薬剤の血漿濃度を定期的にモニターする これまで使用していない別の経口抗精神病薬に切り替える

*本調査時点で持効性注射製剤非定型抗精神病薬は米国では利用できないが，利用できる国もある。本調査では，この製剤が利用できるとしたらどうするかについて評価するようエキスパートに求めた。

精神病性障害薬物治療の最適化ガイドライン
Ⅲ 持効性注射製剤抗精神病薬

GUIDELINE 15 持効性注射製剤抗精神病薬の長所[問45]

　持効性注射製剤抗精神病薬の最大の長所は，投薬の確実性であるとエキスパートは考えている。その他の重要な長所として，投薬されないときが即座にわかることと，投薬されなかったあとにもある程度患者の体内に薬剤が維持されることが挙げられる。その他，薬剤の維持による再発リスクの減少や，再発した場合，それがコンプライアンス問題の結果でないことがわかることなどがある。

太字イタリック＝50％以上のエキスパートが最高のランク付けをした長所

最も重要な長所	ある程度重要な長所
確実な投薬 投薬されないときが即座にわかる 再発リスクの減少 投薬されなかったあとにもある程度薬剤を維持できる 再発が，適切な薬物治療にもかかわらず起こったことがわかる	患者との定期的接触 患者にとり便利 低用量での使用が可能

GUIDELINE 16　持効性注射製剤抗精神病薬の短所となりうる問題[問46]

　持効性注射製剤抗精神病薬の最大の短所となりうる問題は，患者が受け入れないことであるとエキスパートは考えている。この回答はおそらく，患者は継続的に注射を受けるというやり方を受け入れないだろうという想定のもとになされている面がある。しかし，実際に持効性の投薬を受けた患者の多くは，この投薬法に容易に耐えられることを知って驚く。このほか，患者の自律性が失われることも懸念材料として指摘されることがあるが，患者の調査からはこれが主要なマイナス要因であるとの裏付けは得られていない。副作用が問題となったときに即座に中止できない点が短所となりうるとの懸念もあるが，編者には，医学的に持効性製剤抗精神病薬を即座に中止する必要が生じる状況の具体例を見つけることができなかった。神経遮断薬悪性症候群でさえ，経口抗精神病薬よりも持効性注射製剤抗精神病薬を投与されている患者のほうが（症状が特定され，適切に治療されているものとして）死亡率が高いという証拠は存在しない。

最も重大な短所	ある程度重大な短所	それほど重大ではない短所
患者に受け入れられない	薬剤調達の問題 副作用が問題となった場合に即座に停止できない 医師の否定的印象 注射製剤，デポ製剤投与診療所にまつわる悪いイメージ 不適切に賞賛されている長所 注射の反復による局所的影響	保険支払い上の問題 不適切に定着してしまった利点

GUIDELINE 17　持効性注射製剤抗精神病薬の使用を支持する要因 問47

　持効性注射製剤抗精神病薬を使用するかどうか決める際に，96％のエキスパートが，この形での非定型抗精神病薬の入手可能性を，非常に重要な判断要因と考えている。これはおそらく，従来型デポ製剤の抗精神病薬に伴う副作用への懸念を反映したものである。エキスパートが持効性注射薬の使用を決める際に非常に重要と考えるその他の要因として，患者が注射を問題なく受け入れていること，相当する経口薬よりも再発や副作用の率が小さいという証拠があること，患者のQOLが高いこと，投薬が容易であることが挙げられる。

太字イタリック＝50％以上のエキスパートが最高のランク付けをした長所

最も重要な要因	ある程度重要な要因
持効性注射製剤での非定型抗精神病薬が入手できる	注射の間隔が比較的長い
患者が注射を問題なく受け入れる	相当する経口薬よりも優れた有効性が証明されている
相当する経口薬よりも再発／入院が少ないことが証明されている	準備が容易
経口薬よりも副作用が少ない	持効性注射製剤には用量の漸減がほとんど求められない
QOLが高い／気分がよいという患者の発言	相当する経口薬からの用量の換算が容易
投薬が容易	別の経口抗精神病薬からの用量の換算が容易

GUIDELINE 18 経口抗精神病薬から持効性注射製剤非定型薬への切り替えの指標 問48,49

　さまざまな臨床状況における持効性注射製剤非定型抗精神病薬使用の適切性についてエキスパートに尋ねた。エキスパートは，持効性非定型抗精神病薬は，経口非定型薬を服用中に持効性製剤を要求する患者や，経口非定型抗精神病薬を服用していてノンコンプライアントな患者，デポ製剤従来型抗精神病薬を投与されていてEPSを示している患者に対する最善の治療と考えている。また，強制的外来治療の対象患者や，経口従来型薬で慢性的に再発している患者，病識を欠き，病気を否定している患者，経口非定型抗精神病薬を服用していて理由不明の再発をした患者，攻撃的または暴力的行動の既往歴のある患者に対しては，エキスパートは持効性注射製剤非定型薬を一次選択とした。エキスパートが，持効性注射製剤非定型薬の使用について，コンプライアンス問題を抱える患者に対して治療以外の役割も考えている点は興味深い（下記の二次選択の多くの指標を参照）。質問したすべての状況のうち，エキスパートが一般に持効性注射製剤非定型薬の使用を考慮しない状況は，経口非定型または従来型薬を服用していて，安定しており，EPSも示していない患者と，統合失調症の診断が確定したばかりでまだ抗精神病薬による治療を受けていない患者だけだった。

さらなる推奨　さらにエキスパートに，TDへの懸念が注射製剤非定型抗精神病薬への切り替え判断にどう影響するかを尋ねた。エキスパートの大半が，デポ製剤または経口製剤の従来型抗精神病薬で治療中にEPSを示す患者で，TDへの懸念があれば，必ず切り替えると回答している（デポ製剤で96％，経口製剤で73％が一次選択とした）。患者がEPSを示していなくても，TDへの懸念があれば，多くのエキスパートがデポ製剤または経口製剤の従来型抗精神病薬からの切り替えを考える（それぞれ49％，38％が一次選択とした）。TDのリスクがまったくあるいはほとんどないときに切り替えを考える臨床医が何をもって判断しているのか，編者には明確ではなかった。問50

　患者の入院期間が比較的短い場合に，入院中に持効性注射製剤非定型抗精神病薬での治療を開始することの適切性について，エキスパートに尋ねた。このストラテジーは調査参加者から上位二次選択と評価された。その理由は，退院後も確実に薬剤を維持させるためと，外来治療で注射を受け入れられるようにするためである。また，患者は退院直後が最も再発しやすいため，このストラテジーが有効と思われる点も，エキスパートは指摘した。問52,53

太字イタリック＝50％以上のエキスパートが最高のランク付けをした指標

一次選択治療	上位二次選択治療	その他の二次選択治療
経口非定型抗精神病薬を服用している患者が，持効性抗精神病薬を要求している ***経口非定型抗精神病薬を服用している患者が，服薬を中止したために再発している*** ***デポ製剤従来型抗精神病薬を投与されている患者で，安定しているがEPSを示す*** 強制的外来治療 経口非定型抗精神病薬を服用している患者が慢性的に再発する 患者の病識欠如／病気の否定 経口非定型抗精神病薬を服用している患者が再発したが，理由は不明 攻撃的または暴力的行動の既往歴または可能性	自殺行動の既往歴または可能性 ホームレス 物質乱用問題の併存 社会的サポートの欠如 経口従来型抗精神病薬を服用している高齢患者で，服薬を忘れる 経口従来型抗精神病薬を服用している患者で，安定しているがEPSを示す	他に深刻な心理社会的ストレッサーがある 統合失調症の早期エピソード デポ製剤従来型抗精神病薬を投与されている患者で，安定しており，深刻なEPSを示していない 精神病を伴う双極性障害 精神病を伴う痴呆 経口従来型抗精神病薬を服用している高齢患者で，厄介な副作用がある 治療抵抗性の疾患のある患者で，clozapineを投与されており，厄介な副作用がある

GUIDELINE 19　患者に注射の反復を動機づける要因[問51]

　患者に繰り返し注射を受ける気にさせる最も重要な要因は，家族／ケア提供者と医師／治療チームの影響であるとエキスパートは考えている。

最も重要	ある程度重要
家族やケア提供者による勧告／説得 医師／治療チームによる勧告	強制的外来治療 治療チームとの接触 再発リスクの低減 経口薬の服用を覚えていなくてもすむ 便利さ 効果の高さ

精神病性障害薬物治療の最適化ガイドライン
Ⅳ　緩解と回復の定義

GUIDELINE 20　緩解と回復の指標 問55

　治療成果の改善に伴い，各種抗精神病薬についての目下の調査研究は，統合失調症患者の症状を緩解させるだけでなく，長期的な回復を促す効果の評価に向かっている。しかし，これらの用語についてどう定義するのが最良であるのか，いまだ共通のコンセンサスは得られていない。そこでエキスパートに，緩解と回復の指標となる多くの要因について適切性を評価してもらった。陽性症状の程度が緩解の最重要指標であるという点で強いコンセンサスが得られた。上位二次選択の指標となったのは，認知症状／解体症状，陰性症状，うつ症状の程度である。この結果は，これら関連症状が，統合失調症に関連する機能的障害に大きく寄与していることを示す研究成果を反映するものである。しかし，回復の定義においては，設問の各指標のすべてにほぼ同等の評価が与えられた。これは，回復の概念が多面的な改善に関係していることを示している。

指標となる症状の重視順　鍵となる4つの緩解／回復指標について，重視する順番をエキスパートに尋ねたところ，下表に示した問55の結果に非常に近い回答が得られた。89％が，緩解について最も重要な指標は陽性症状の程度であると考えており，認知症状／解体症状，陰性症状，うつ症状がそれに続いたが，この3つに評価の差はそれほどなかった。回復についての最重要指標に関しては意見の一致は弱く，41％が陽性症状の程度を，33％が認知症状／解体症状の程度を，28％が陰性症状を最重要とした。問56

機能的状態の重視順　緩解の指標としての機能的状態の重視順を尋ねたところ，エキスパートの意見は分かれた。45％が，緩解の機能的指標として最重要なのは独立の生活であると回答し，32％が仕事／教育の場での機能，20％が対人関係を挙げた。この意見の相違は，通常緩解を評価する際に使われる短い期間（GUIDELINE 21：p.87）では，いずれの領域でも大きな変化は見られないという事情を反映するものと思われる。しかし，回復の指標として同じ機能的状態について尋ねたところ，過半数（64％）が，仕事／教育の場での機能が最重要指標であると回答し，対人関係を最重要としたのは20％，独立した生活を最重要としたのは18％だった。機能的改善の定義として適切なものを尋ねたところ，86％が，絶対的変化よりも相対的変化のほうが指標として適切であると回答した。問57,58

太字イタリック＝50％以上のエキスパートが最高のランク付けをした指標

緩　解			回　復
一次選択治療	上位二次選択治療	その他の二次選択治療	一次選択
陽性症状の程度	認知症状／解体症状の程度 陰性症状の程度 うつ症状の程度	意味のある対人関係 独立で生活できる能力 仕事／教育の場での機能	仕事／教育の場での機能 意味のある対人関係 陰性症状の程度 独立で生活できる能力 陽性症状の程度 認知症状／解体症状の程度 うつ症状の程度

GUIDELINE 21　緩解と回復の指標となる症状の重症度と改善期間[問59,60]

　緩解と回復を定義する際に使うべき最も適切な重症度はどの程度かをエキスパートに尋ねた。結果を下の棒グラフに示す。過半数のエキスパートが，陽性，認知／解体，陰性，うつの各症状で軽症の患者は，緩解していると考える（それぞれエキスパートの62%，69%，62%，73%）。しかし，エキスパートの1/3は，緩解と考えるには陽性症状が消えていなければならないと回答した。

　回復の指標について尋ねたところ，エキスパートの回答は緩解についてよりも全体に厳しくなった。過半数（62%））が，患者が回復したと考えるには陽性症状が消えなければならないと回答している。陰性症状に関しては，62%が，陰性症状が軽症の患者は回復したと考え，33%が陰性症状が消えることを求めている。認知症状やうつ症状が軽症の患者を回復と考えるかどうかについては，回答者の意見はほぼ半々に分かれた。

症状改善の維持期間　エキスパートは，患者が緩解したと考えるには，指標となる症状の改善が最低3ヵ月，回復したと考えるには1年以上維持されている必要があると回答した。機能的な指標（仕事／職業機能，独立の生活，対人関係）の改善については，これよりいくぶん長く，回復と考えるには15-17ヵ月を要するとエキスパートは考えている。

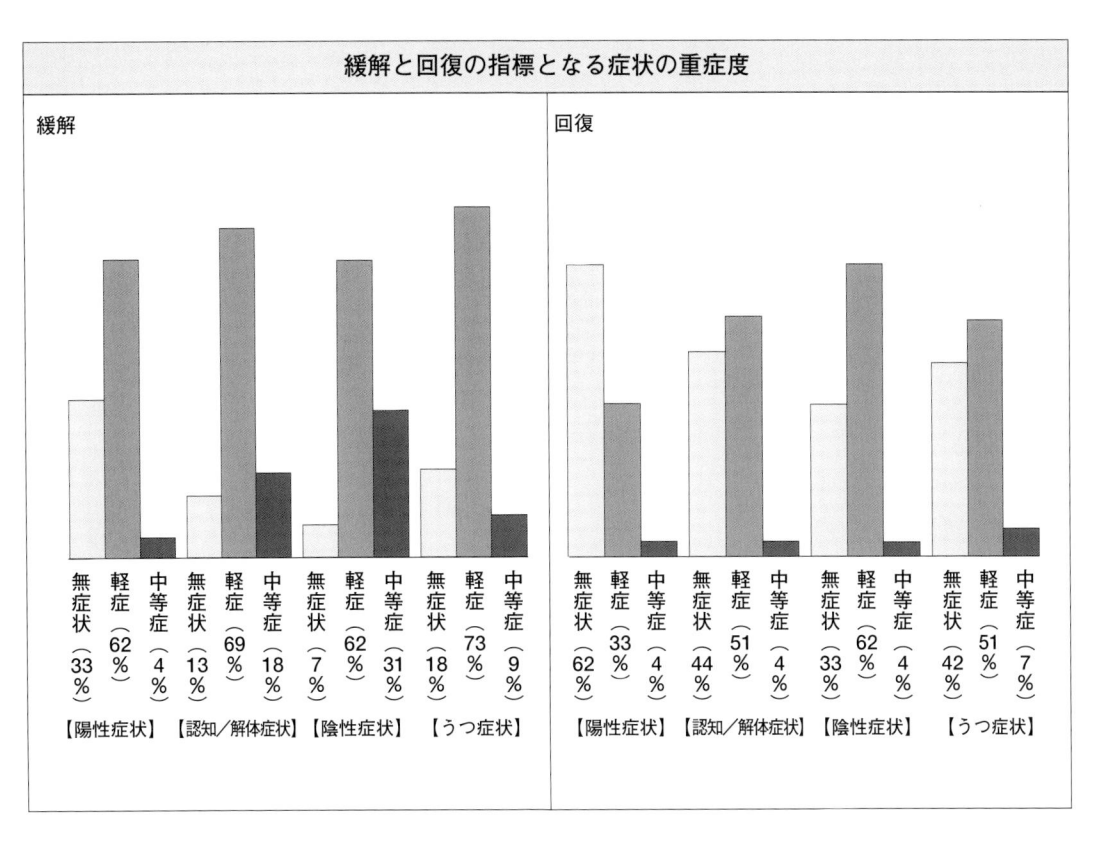

緩解と回復の指標となる症状の重症度

緩解
- 【陽性症状】無症状33%／軽症62%／中等症4%
- 【認知／解体症状】無症状13%／軽症69%／中等症18%
- 【陰性症状】無症状7%／軽症62%／中等症31%
- 【うつ症状】無症状18%／軽症73%／中等症9%

回復
- 【陽性症状】無症状62%／軽症33%／中等症4%
- 【認知／解体症状】無症状44%／軽症51%／中等症4%
- 【陰性症状】無症状33%／軽症62%／中等症4%
- 【うつ症状】無症状42%／軽症51%／中等症7%

エキスパート調査結果および
ガイドライン用参考資料

エキスパート調査結果および
ガイドライン用参考資料

1. 薬剤の選択

陽性症状が中心で，1）これが初発の精神病性エピソードである患者と，2）過去に精神病性障害のエピソードを経験している患者に対する初期薬物治療として，次に挙げる選択肢をランク付けしてください。

	95％信頼区間			平均(SD)	最善の治療	一次選択治療	二次選択治療	三次選択治療
	三次選択治療	二次選択治療	一次選択治療					
【初発エピソード】								
経口リスペリドン			※	8.5 (0.7)	57	100	2	0
経口aripiprazole				7.3 (1.7)	29	71	22	7
経口オランザピン				7.1 (2.0)	26	77	17	6
経口ziprasidone				6.9 (1.7)	19	72	21	6
経口クエチアピン				6.8 (1.5)	13	64	34	2
持効性注射製剤非定型薬				4.6 (2.2)	2	21	49	30
経口高力価従来型薬				3.7 (1.9)	2	11	30	60
経口中力価従来型薬				3.4 (2.0)	0	9	26	66
持効性デポ製剤従来型注射薬				2.9 (1.8)	0	4	26	70
経口低力価従来型薬				2.9 (1.6)	0	4	26	74
経口clozapine				2.7 (1.7)	2	4	19	77
【複数エピソード】								
経口リスペリドン			※	8.3 (0.8)	50	100	0	0
経口aripiprazole				7.8 (1.1)	31	88	12	0
経口ziprasidone				7.3 (1.6)	27	77	20	2
経口オランザピン				7.2 (1.7)	23	75	20	5
持効性注射製剤非定型薬				7.1 (1.7)	23	67	31	3
経口クエチアピン				7.0 (1.5)	18	66	34	0
経口clozapine				6.2 (1.5)	7	42	53	5
持効性デポ製剤従来型注射薬				5.8 (1.8)	5	36	57	7
経口高力価従来型薬				4.5 (1.8)	2	14	61	25
経口中力価従来型薬				4.0 (1.9)	0	11	55	34
経口低力価従来型薬				3.5 (1.6)	0	2	52	45
	1 2 3 4 5 6 7 8 9				%	%	%	%

2 薬剤の選択

陰性症状が中心で，1）これが初発の精神病性エピソードである患者と，2）過去に精神病性障害のエピソードを経験している患者に対する初期薬物治療として，次に挙げる選択肢をランク付けしてください．

	95％信頼区間			平均(SD)	最善の治療	一次選択治療	二次選択治療	三次選択治療
	三次選択治療	二次選択治療	一次選択治療					
【初発エピソード】								
経口リスペリドン				7.6 (1.8)	36	87	9	4
経口aripiprazole				7.2 (2.0)	30	77	14	9
経口ziprasidone				6.9 (2.1)	24	71	20	9
経口オランザピン				6.8 (2.3)	27	71	18	11
経口クエチアピン				6.7 (1.9)	16	67	27	7
持効性注射製剤非定型薬				4.3 (2.3)	3	23	40	38
経口clozapine				3.0 (1.9)	2	4	30	65
経口高力価従来型薬				3.0 (1.7)	2	7	22	72
経口中力価従来型薬				2.9 (1.8)	0	7	22	72
持効性デポ製剤従来型注射薬				2.8 (1.7)	0	2	34	64
経口低力価従来型薬				2.4 (1.3)	0	0	17	83
【複数エピソード】								
経口リスペリドン				7.6 (1.4)	33	84	14	2
経口aripiprazole				7.5 (1.7)	35	83	13	5
経口ziprasidone				7.3 (1.8)	29	74	21	5
経口オランザピン				7.1 (2.0)	26	72	23	5
経口クエチアピン				6.9 (1.8)	19	67	26	7
持効性注射製剤非定型薬				6.4 (2.2)	18	55	32	13
経口clozapine				6.1 (2.1)	14	48	40	12
持効性デポ製剤従来型注射薬				4.1 (2.0)	2	12	52	36
経口高力価従来型薬				3.5 (1.7)	2	5	38	57
経口中力価従来型薬				3.3 (1.9)	0	5	36	60
経口低力価従来型薬				2.8 (1.5)	0	0	29	71
	1 2 3 4 5 6 7 8 9				%	%	%	%

＊ 最善の治療　　■ 一次選択　　■ 二次選択　　□ 三次選択　　□ コンセンサスなし

3 薬剤の選択

顕著な陽性症状と陰性症状の両方があり，1）これが初発の精神病性エピソードである患者と，2）過去に精神病性障害のエピソードを経験している患者に対する初期薬物治療として，次に挙げる選択肢をランク付けしてください。

	95％信頼区間			平均(SD)	*最善の治療*	一次選択治療	二次選択治療	三次選択治療
	三次選択治療	二次選択治療	一次選択治療					
【初発エピソード】								
経口リスペリドン				8.4 (0.7)	*48*	100	0	0
経口aripiprazole				7.2 (1.8)	*27*	73	18	9
経口ziprasidone				7.0 (1.8)	*20*	76	17	7
経口オランザピン				6.9 (2.2)	*26*	74	17	9
経口クエチアピン				6.9 (1.5)	*15*	67	30	2
持効性注射製剤非定型薬				4.6 (2.4)	*5*	24	38	38
経口高力価従来型薬				3.4 (1.9)	*2*	9	26	66
経口中力価従来型薬				3.2 (1.9)	*0*	9	23	68
経口clozapine				3.1 (1.8)	*2*	4	30	66
経口低力価従来型薬				2.7 (1.5)	*0*	0	26	74
持効性デポ製剤従来型注射薬				2.7 (1.7)	*0*	0	30	70
【複数エピソード】								
経口リスペリドン				8.2 (0.8)	*44*	98	2	0
経口aripiprazole				7.6 (1.3)	*28*	84	16	0
経口ziprasidone				7.3 (1.5)	*22*	73	24	2
経口オランザピン				7.2 (1.8)	*24*	76	18	7
持効性注射製剤非定型薬				6.9 (1.6)	*15*	68	30	3
経口クエチアピン				6.9 (1.5)	*13*	64	33	2
経口clozapine				6.3 (1.6)	*9*	48	45	7
持効性デポ製剤従来型注射薬				4.9 (1.8)	*0*	14	68	18
経口高力価従来型薬				4.1 (1.8)	*2*	7	59	34
経口中力価従来型薬				3.8 (2.0)	*0*	5	51	44
経口低力価従来型薬				3.2 (1.7)	*0*	0	44	56

4 抗精神病薬の用量

それぞれの臨床状況において，精神病性障害患者に対して下記の各抗精神病薬を十分に試したと判断するために，どの程度の**日平均標的用量**を用いますか？　熟知していない薬剤については，その行に横線を引いておいてください。

	初発エピソードの患者		複数エピソードの患者	
	急性期治療 (mg／day) 平均（SD）	維持治療 (mg／day) 平均（SD）	急性期治療 (mg／day) 平均（SD）	維持治療 (mg／day) 平均（SD）
【非定型（経口）】				
Aripiprazole	17.0 （4.4）	16.2 （3.5）	21.8 （6.1）	19.3 （4.9）
Clozapine	393.8（107.6）	364.3（110.2）	490.0（106.9）	443.3（119.5）
オランザピン	15.8 （4.3）	13.8 （4.1）	20.3 （5.1）	18.0 （4.9）
クエチアピン	524.4（168.8）	465.6（151.8）	644.4（152.3）	582.2（153.4）
リスペリドン	3.9 （1.2）	3.5 （1.2）	5.1 （1.2）	4.4 （1.0）
Ziprasidone	131.4 （30.3）	118.1 （34.2）	155.9 （18.6）	144.5 （27.9）
【従来型】				
クロルプロマジン	438.4（225.2）	379.1（229.1）	601.2（215.9）	501.2（238.2）
フルフェナジン	9.3 （6.0）	7.3 （4.8）	14.4 （8.4）	11.0 （4.4）
ハロペリドール	8.2 （5.3）	6.2 （4.5）	12.8 （5.7）	9.8 （3.9）
ペルフェナジン	23.9 （15.1）	20.8 （15.5）	32.6 （15.7）	27.6 （15.6）
チオリダジン	397.1（163.6）	317.1（174.4）	486.2（147.2）	419.6（158.7）
Thiothixene	18.4 （13.7）	15.4 （13.6）	24.8 （13.1）	20.7 （13.0）
Trifluoperazine	16.2 （11.6）	12.8 （10.4）	22.9 （12.0）	18.7 （10.4）
デカン酸フルフェナジン（mg／2-3week）	24.3 （13.5）	21.2 （12.7）	38.1 （27.1）	29.8 （12.8）
デカン酸ハロペリドール（mg／4week）	127.0 （72.8）	107.9 （71.0）	172.4 （70.4）	145.8 （63.7）

5 抗精神病薬のTDM

下記の各薬剤について，1）血漿中濃度分析が利用できるか，2）もしできるなら，血漿中濃度を用量の調整に利用しているか，どう利用しているか，示してください。熟知していない薬剤については，その行に横線を引いておいてください。

	この薬剤の血漿中濃度分析を利用できますか？		もしできるなら，その濃度をコンプライアンスのモニタリングに使いますか？		もしできるなら，その濃度を用量の調整に使いますか？		もし血漿中濃度を用量調整に使うのなら，どう使いますか？		
	はい回答数（%）	いいえ回答数（%）	はい回答数（%）	いいえ回答数（%）	はい回答数（%）	いいえ回答数（%）	日常的に使う回答数	反応が不十分ならば使う回答数	副作用が問題になるようなら使う回答数
Clozapine	43（96%）	2（4%）	26（59%）	18（41%）	38（88%）	5（12%）	12	33	30
ハロペリドール	33（77%）	10（23%）	20（57%）	15（43%）	15（50%）	15（50%）	0	17	12
デカン酸ハロペリドール	27（64%）	15（36%）	7（27%）	19（73%）	12（50%）	12（50%）	0	14	9
フルフェナジン	16（39%）	25（61%）	6（27%）	16（73%）	3（18%）	14（82%）	1	4	2
リスペリドン	16（37%）	27（63%）	7（29%）	17（71%）	3（14%）	18（86%）	0	4	4
デカン酸フルフェナジン	15（37%）	26（63%）	4（19%）	17（81%）	4（27%）	11（73%）	0	5	2
オランザピン	15（35%）	28（65%）	6（25%）	18（75%）	4（21%）	15（79%）	0	6	4
クロルプロマジン	11（26%）	31（74%）	4（21%）	15（79%）	2（14%）	12（86%）	0	2	3
クエチアピン	7（16%）	36（84%）	2（12%）	15（88%）	1（8%）	11（92%）	0	2	1
ペルフェナジン	5（13%）	35（88%）	1（7%）	13（93%）	0（0%）	9（100%）	0	0	0
Ziprasidone	5（12%）	37（88%）	2（13%）	14（88%）	0（0%）	12（100%）	0	1	1
チオリダジン	4（10%）	36（90%）	2（14%）	12（86%）	1（11%）	8（89%）	0	1	0
Thiothixene	4（10%）	36（90%）	2（14%）	12（86%）	2（20%）	8（80%）	0	2	0
Trifluoperazine	3（7%）	38（93%）	1（8%）	12（92%）	1（11%）	8（89%）	0	1	0
Aripiprazole	1（2%）	40（98%）	2（13%）	14（88%）	0（0%）	11（100%）	0	1	1

6 急性期治療の最高最終用量

身体的に健康な平均的若年成人に急性期治療で下記の薬剤を使用する場合，最高最終用量はどのくらいですか？ 熟知していない薬剤については，その行に横線を引いておいてください。

	急性期治療の最高最終用量 (mg／day) 平均 (SD)
【非定型（経口）】	
Aripiprazole	30.9　(5.4)
Clozapine	853.3　(147.1)
オランザピン	43.2　(34.9)
クエチアピン	968.5　(261.5)
リスペリドン	10.6　(4.1)
Ziprasidone	182.3　(43.0)
【従来型】	
クロルプロマジン	927.7　(303.7)
フルフェナジン	27.7　(15.0)
ハロペリドール	26.6　(11.7)
ペルフェナジン	57.2　(21.1)
チオリダジン	650.0　(149.1)
Thiothixene	42.2　(17.6)
Trifluoperazine	41.3　(17.2)
デカン酸フルフェナジン（mg／2-3week）	54.3　(18.9)
デカン酸ハロペリドール（mg／4week）	243.9　(81.5)

7 抗精神病薬の等価換算量

各抗精神病薬のそれぞれについて，下記の用量のハロペリドールと等価であるとあなたが考える用量（mg）を記入してください。この質問では，旧世代の従来型抗精神病薬と新世代の非定型抗精神病薬の間の等価換算の感触をつかもうとしています。熟知していない薬剤については，その行に横線を引いておいてください。

	ハロペリドール 1mg 平均（SD）	ハロペリドール 5mg 平均（SD）	ハロペリドール 10mg 平均（SD）	ハロペリドール 20mg 平均（SD）	ハロペリドール 30mg 平均（SD）
【非定型（経口）】					
Aripiprazole	4.8 (2.7)	11.9 (3.8)	20.7 (7.9)	31.1 (14.5)	33.5 (11.6)
Clozapine	68.8 (37.9)	235.2 (80.0)	427.3 (134.9)	670.7 (153.7)	897.3 (196.5)
オランザピン	3.4 (1.6)	10.2 (3.6)	18.1 (5.1)	31.0 (11.7)	43.3 (19.4)
クエチアピン	97.6 (66.6)	325.0 (118.7)	582.6 (185.1)	902.5 (336.6)	1234.8 (520.4)
リスペリドン	0.9 (0.4)	3.2 (1.0)	5.7 (1.8)	10.4 (4.1)	14.8 (5.2)
Ziprasidone	35.3 (24.6)	90.4 (35.2)	142.1 (41.4)	183.0 (51.7)	236.9 (91.8)
【従来型】					
クロルプロマジン	61.0 (29.6)	248.3 (64.9)	491.9 (123.4)	886.3 (213.3)	1310.5 (369.5)
フルフェナジン	1.1 (0.2)	4.9 (0.3)	10.0 (0.8)	19.5 (1.7)	30.5 (2.7)
ペルフェナジン	4.5 (1.9)	17.5 (6.5)	33.3 (13.0)	61.8 (20.8)	86.5 (29.5)
チオリダジン	52.4 (26.7)	218.4 (55.7)	435.5 (135.0)	742.6 (207.5)	980.4 (365.2)
Thiothixene	3.2 (1.5)	12.5 (5.4)	24.1 (10.7)	43.0 (17.4)	59.1 (24.5)
Trifluoperazine	3.0 (1.4)	11.8 (5.3)	22.9 (10.3)	42.4 (21.4)	54.3 (19.9)
デカン酸フルフェナジン（mg／2-3week）	5.5 (3.0)	15.75 (7.3)	29.1 (13.2)	52.7 (25.8)	75.8 (39.5)
デカン酸ハロペリドール（mg／4week）	28.6 (22.7)	83.3 (43.0)	144.0 (62.4)	245.0 (77.5)	328.4 (109.9)

8 抗精神病薬の等価換算量

各抗精神病薬のそれぞれについて，下記の用量のリスペリドンと等価であるとあなたが考える用量（mg）を記入してください。この質問では，新世代の抗精神病薬の間の等価換算の感触をつかもうとしています。熟知していない薬剤については，その行に横線を引いておいてください。

	リスペリドン 1mg 平均（SD）	リスペリドン 2mg 平均（SD）	リスペリドン 4mg 平均（SD）	リスペリドン 6mg 平均（SD）	リスペリドン 8mg 平均（SD）
【非定型（経口）】					
Aripiprazole	4.9（1.8）	9.7（2.6）	17.2（5.4）	25.1（5.5）	31.4（7.6）
Clozapine	82.2（35.4）	168.7（60.3）	340.2（90.1）	499.0（109.5）	690.0（148.6）
オランザピン	4.1（1.8）	8.0（2.7）	14.4（3.4）	20.4（4.8）	28.4（6.6）
クエチアピン	100.5（39.5）	221.3（73.3）	439.0（144.7）	604.4（148.1）	819.1（187.2）
Ziprasidone	37.1（18.2）	69.9（25.9）	115.3（34.2）	158.2（42.7）	197.3（55.4）
【従来型】					
クロルプロマジン	81.4（25.5）	174.4（53.6）	361.3（136.6）	553.8（169.9）	789.5（249.1）
フルフェナジン	1.8（1.2）	4.2（2.3）	8.1（4.2）	11.5（4.8）	16.7（7.3）
ハロペリドール	1.6（0.5）	3.7（1.2）	7.3（2.6）	11.5（4.3）	16.8（6.7）
ペルフェナジン	6.0（2.0）	13.0（6.3）	25.2（12.5）	39.2（16.8）	54.0（19.2）
チオリダジン	65.0（32.1）	142.5（64.2）	308.3（131.2）	486.6（154.9）	655.9（186.2）
Thiothixene	3.8（1.4）	8.4（4.1）	16.8（8.1）	25.7（11.5）	33.7（12.4）
Trifluoperazine	4.2（2.1）	8.6（4.1）	17.1（6.8）	24.5（9.5）	34.7（14.2）
デカン酸フルフェナジン（mg／2-3week）	6.8（3.4）	12.4（5.9）	23.9（11.1）	38.6（20.7）	58.7（40.9）
デカン酸ハロペリドール（mg／4week）	29.4（14.5）	58.9（27.0）	112.6（50.2）	169.9（73.5）	226.2（89.8）

※ 最善の治療　■ 一次選択　■ 二次選択　□ 三次選択　□ コンセンサスなし

9 急性期の用量調整

急性期において，下記の各要素に基づく抗精神病薬の用量調整の適切性をランク付けしてください。抗精神病薬用量の選択に際してほとんどつねに考慮する要素を7，8，9のいずれか，ときどき考慮する要素を4，5，6のいずれか，ほとんどあるいはまったく考慮しない要素を1，2，3のいずれかとしてください。

	95％信頼区間			平均(SD)	最善の治療 %	一次選択治療 %	二次選択治療 %	三次選択治療 %
	三次選択治療	二次選択治療	一次選択治療					
相互作用の可能性のある薬剤の併用（抗うつ薬，気分安定薬，心臓血管系の薬など）			■	7.8 (1.7)	43	87	6	6
患者の年齢			■	7.7 (1.5)	34	87	11	2
肝臓病の存在			■	7.4 (1.4)	20	76	22	2
心臓血管系の病気の存在			■	6.8 (1.7)	17	63	30	7
腎臓病の存在		■		6.0 (2.1)	13	46	41	13
喫煙の有無		■		5.8 (1.4)	2	26	68	6
患者の体重		■		5.7 (1.9)	2	38	45	17
患者の性別		■		5.1 (1.9)	2	30	47	23
	1 2 3	4 5 6	7 8 9					

10 最初に使用する経口抗精神病薬の漸増

漸増が要求されていない経口抗精神病薬で治療を始める際のストラテジーとして、下記の選択肢の適切性をランク付る際のストラテジーとして、下記の選択肢の適切性をランク付けしてください。

	95%信頼区間			平均(SD)	最善の治療	一次選択治療	二次選択治療	三次選択治療
	三次選択治療	二次選択治療	一次選択治療					
低用量から始め、反応と副作用の程度に基づいて増量する			■	7.0(2.0)	28	62	30	9
中程度の用量から始める			■	6.6(1.9)	15	57	36	6
比較的高用量から始め、その後可能ならば減量する		■		3.7(2.0)	0	9	38	53
	1 2 3 4 5 6 7 8 9				%	%	%	%

11 最初に使用する持効性注射製剤抗精神病薬の漸増

持効性注射製剤抗精神病薬で治療を始める際のストラテジーとして、下記の選択肢の適切性をランク付けしてください。

	95%信頼区間			平均(SD)	最善の治療	一次選択治療	二次選択治療	三次選択治療
	三次選択治療	二次選択治療	一次選択治療					
低用量から始め、反応と副作用の程度に基づいて増量する			■	6.5(1.9)	17	57	35	9
中程度の用量から始める			■	6.5(1.8)	9	59	37	4
比較的高用量から始め、その後可能ならば減量する	■			2.9(1.9)	0	7	20	74
	1 2 3 4 5 6 7 8 9				%	%	%	%

※ 最善の治療　■ 一次選択　■ 二次選択　□ 三次選択　□ コンセンサスなし

12 特定の年齢層に対する用量の選択

以下の年齢層の患者それぞれの**急性期治療**に用いる抗精神病薬として，下記の各薬剤を用いる際の**平均一日標的用量**を記入してください．この年齢層の患者にはその薬剤は通常用いないという場合は，該当欄に×印を記入し，熟知していない薬剤については，その行に横線を引いておいてください．

	小児（12歳以下）の精神病性障害		思春期（13-18歳）の精神病性障害	
	通常用いない 回答数（％）	平均一日標的用量 (mg／day) 平均（SD）	通常用いない 回答数（％）	平均一日標的用量 (mg／day) 平均（SD）
【非定型（経口）】				
Aripiprazole	12（60％）	11.9（2.6）	10（31％）	14.9（2.7）
Clozapine	15（58％）	223.9（120.7）	9（23％）	340.0（109.4）
オランザピン	5（19％）	7.6（2.3）	2（5％）	12.9（3.6）
クエチアピン	4（16％）	272.6（119.9）	4（10％）	410.0（157.6）
リスペリドン	1（4％）	1.7（0.5）	1（2％）	3.1（0.8）
Ziprasidone	9（38％）	76.0（30.4）	7（18％）	111.6（28.9）
【従来型】				
クロルプロマジン	17（71％）	180.4（24.9）	22（61％）	304.5（71.3）
フルフェナジン	14（58％）	3.1（1.6）	17（49％）	6.2（3.7）
ハロペリドール	11（44％）	2.6（1.5）	15（42％）	5.6（3.7）
ペルフェナジン	13（54％）	9.4（3.9）	18（50％）	17.2（5.3）
チオリダジン	20（83％）	178.1（85.6）	24（67％）	271.9（44.6）
Thiothixene	15（63％）	5.5（2.0）	20（57％）	12.2（8.2）
Trifluoperazine	15（63％）	5.6（3.0）	20（57％）	11.3（5.1）
デカン酸フルフェナジン（mg／2-3week）	16（64％）	7.6（3.1）	13（37％）	18.9（9.0）
デカン酸ハロペリドール（mg／4week）	15（60％）	33.3（18.6）	13（36％）	95.9（59.5）

12 特定の年齢層に対する用量の選択（続き）

	精神病性障害（統合失調症，統合失調症性障害など）の高齢患者（65歳以上）		行動障害および／または精神病を伴う痴呆の高齢患者（65歳以上）	
	通常用いない回答数（%）	平均一日標的用量 (mg／day) 平均 (SD)	通常用いない回答数（%）	平均一日標的用量 (mg／day) 平均 (SD)
【非定型（経口）】				
Aripiprazole	6 (15%)	13.2 (4.1)	9 (33%)	11.5 (4.1)
Clozapine	6 (13%)	268.4 (96.7)	22 (41%)	113.9 (63.1)
オランザピン	1 (3%)	10.8 (4.5)	7 (18%)	7.5 (3.4)
クエチアピン	3 (7%)	343.2 (116.2)	7 (15%)	194.4 (111.6)
リスペリドン	0 (0%)	2.6 (1.0)	0 (0%)	1.8 (1.0)
Ziprasidone	11 (28%)	103.4 (31.7)	13 (37%)	75.0 (29.2)
【従来型】				
クロルプロマジン	21 (60%)	225.9 (75.1)	24 (73%)	101.4 (35.6)
フルフェナジン	11 (31%)	5.0 (2.8)	13 (39%)	3.4 (2.6)
ハロペリドール	9 (24%)	4.0 (2.2)	8 (23%)	2.3 (1.3)
ペルフェナジン	14 (38%)	14.3 (9.3)	15 (43%)	8.4 (6.1)
チオリダジン	24 (69%)	223.9 (81.5)	24 (73%)	90.3 (42.3)
Thiothixene	18 (53%)	10.9 (8.7)	18 (56%)	6.3 (5.0)
Trifluoperazine	18 (53%)	9.7 (5.4)	18 (56%)	5.9 (3.1)
デカン酸フルフェナジン（mg／2-3week）	12 (35%)	15.0 (7.1)	23 (72%)	9.0 (3.6)
デカン酸ハロペリドール（mg／4week）	12 (33%)	68.7 (43.2)	23 (70%)	53.1 (35.3)

13 不十分な薬剤を試みる期間

1）**最初に試みた抗精神病薬**への反応が不十分な精神病性障害患者と，2）**2番目に試みた抗精神病薬**への反応が不十分な精神病性障害患者について，治療処方を大きく変えるまで何週間待つか，患者が**ほとんどあるいはまったく反応を示さない**場合と，**部分的な反応を示している**場合に分けて，平均的な最短，最長期間を示してください。患者は，あなたが最適と考える用量を摂っているものとします。

不十分な反応を示す薬剤	切り替えまでの最短期間（週）平均（SD）	切り替えまでの最長期間（週）平均（SD）
【最初の抗精神病薬】		
ほとんどあるいはまったく無反応	2.6　（1.3）	5.5　（2.6）
部分的反応	4.4　（1.7）	9.9　（5.1）
【2番目の抗精神病薬】		
ほとんどあるいはまったく無反応	2.8　（1.3）	5.8　（2.6）
部分的反応	4.7　（2.2）	11.2　（8.0）

14 反応が不十分な場合の治療ストラテジー

複数のエピソードを経験している患者で，質問4で急性期治療に用いるとあなたが回答した平均標的用量の薬剤を投与しても反応が十分でないと仮定します。下記の各薬剤について，用量を増やすか，別の抗精神病薬に切り替えるか，回答してください。用量を増やすと回答した場合は，平均一日標的用量を示してください。熟知していない薬剤については，その行に横線を引いておいてください。

	この薬剤への反応が不十分な場合，用量を増やしますか？別の抗精神病薬に切り替えますか？（どちらかにチェック）		用量を増やす場合は，どのくらいの用量にしますか？
	用量を増やす 回答数（％）	薬剤を切り替える 回答数（％）	平均一日標的用量 平均（mg／day）(SD)
【非定型（経口）】			
Aripiprazole	26（68％）	12（32％）	30.8　(2.7)
Clozapine	39（93％）	3（7％）	723.1（136.6）
オランザピン	42（93％）	3（7％）	31.0　(7.6)
クエチアピン	37（84％）	7（16％）	873.0（208.4）
リスペリドン	38（84％）	7（16％）	8.1　(2.1)
Ziprasidone	24（57％）	18（43％）	195.0（34.0）
【従来型】			
クロルプロマジン	23（56％）	18（44％）	943.5（389.4）
フルフェナジン	22（55％）	18（45％）	21.9（11.6）
ハロペリドール	22（52％）	20（48％）	20.8　(7.6)
ペルフェナジン	19（51％）	18（49％）	46.1（16.3）
チオリダジン	13（33％）	26（67％）	673.1（156.3）
Thiothixene	18（49％）	19（51％）	38.9（13.6）
Trifluoperazine	20（53％）	18（47％）	38.3（17.3）
デカン酸フルフェナジン（mg／2-3week）	25（64％）	14（36％）	50.7（16.8）
デカン酸ハロペリドール（mg／4week）	27（64％）	15（36％）	233.3（103.5）

15 反応が不十分な場合に切り替える薬剤

現在の抗精神病薬への患者の反応が不十分で，かつ，すでに安全と思われる限界まで，あるいは患者が耐えられる限界まで用量を増やしていて，別の抗精神病薬に切り替えることにしたと仮定します。下記の各薬剤について，最初にどの薬剤に切り替えるか，さらにその薬剤にも不十分な反応しか得られない場合には次にどの薬剤を試みるか，示してください。また，それぞれの薬剤について最初に用いる平均一日標的用量を記入してください。熟知していない薬剤については，その行に横線を引いておいてください。

反応が不十分な薬剤	最初に切り替える薬剤	n（％）	次に切り替える薬剤	n（％）
経口Aripiprazole	リスペリドン	20（54%）	Clozapine	14（39%）
	オランザピン	7（19%）	オランザピン	9（25%）
	Ziprasidone	6（16%）	リスペリドン	7（19%）
	クエチアピン	3（8%）	クエチアピン	3（8%）
	ハロペリドール	1（3%）	Ziprasidone	2（6%）
			Aripiprazole	1（3%）
経口Clozapine	リスペリドン	11（34%）	オランザピン	7（23%）
	Aripiprazole	8（25%）	クエチアピン	5（17%）
	オランザピン	3（9%）	Aripiprazole	4（13%）
	Ziprasidone	2（6%）	リスペリドン	4（13%）
	リスペリドンを追加する	2（6%）	Ziprasidone	3（10%）
	Lamotrigine／別の補助薬を追加する	1（3%）	ECT	2（7%）
	バルプロ酸を追加する	1（3%）	ECTを追加する	1（3%）
	haloperidal	1（3%）	Lamotrigine／別の補助薬を追加する	1（3%）
	持効性注射製剤非定型薬	1（3%）	Clozapine	1（3%）
	切り替えない	1（3%）	組み合わせ	1（3%）
	クエチアピン	1（3%）	持効性注射製剤非定型薬	1（3%）
経口オランザピン	リスペリドン	25（60%）	Clozapine	18（43%）
	Aripiprazole	5（12%）	Aripiprazole	9（21%）
	Ziprasidone	5（12%）	クエチアピン	5（12%）
	Clozapine	3（7%）	リスペリドン	4（10%）
	クエチアピン	3（7%）	オランザピン	2（5%）
	Haloperidal	1（2%）	Ziprasidone	2（5%）
			Lamotrigine／別の補助薬を追加する	1（2%）
			持効性注射製剤非定型薬	1（2%）

15 反応が不十分な場合に切り替える薬剤（続き）

反応が不十分な薬剤	最初に切り替える薬剤	n（％）	次に切り替える薬剤	n（％）
経口クエチアピン	リスペリドン	27（64％）	オランザピン	16（38％）
	オランザピン	6（14％）	Clozapine	13（31％）
	Aripiprazole	5（12％）	Aripiprazole	6（14％）
	Ziprasidone	3（7％）	Ziprasidone	3（7％）
	Clozapine	1（2％）	リスペリドン	2（5％）
			Haloperidal	1（2％）
			持効性注射製剤非定型薬	1（2％）
経口リスペリドン	オランザピン	21（50％）	Clozapine	14（35％）
	Aripiprazole	8（19％）	Aripiprazole	10（25％）
	Clozapine	5（12％）	クエチアピン	5（13％）
	クエチアピン	4（10％）	オランザピン	3（8％）
	Ziprasidone	4（10％）	Ziprasidone	3（8％）
			Lamotrigine／別の補助薬を追加する	1（3％）
			バルプロ酸を追加する	1（3％）
			Haloperidal	1（3％）
			持効性注射製剤非定型薬	1（3％）
			切り替えない	1（3％）
経口Ziprasidone	リスペリドン	17（44％）	Clozapine	13（34％）
	Aripiprazole	8（21％）	オランザピン	11（29％）
	オランザピン	8（21％）	Aripiprazole	6（16％）
	クエチアピン	4（10％）	リスペリドン	5（13％）
	Clozapine	1（3％）	クエチアピン	2（5％）
	Haloperidal	1（3％）	持効性注射製剤非定型薬	1（3％）
経口クロルプロマジン	リスペリドン	25（64％）	オランザピン	13（35％）
	オランザピン	7（18％）	Clozapine	7（19％）
	Aripiprazole	3（8％）	クエチアピン	5（14％）
	Ziprasidone	3（8％）	Aripiprazole	4（11％）
	クエチアピン	1（3％）	リスペリドン	4（11％）
			Ziprasidone	4（11％）

15 反応が不十分な場合に切り替える薬剤（続き）

反応が不十分な薬剤	最初に切り替える薬剤	n（％）	次に切り替える薬剤	n（％）
経口フルフェナジン	リスペリドン	23（62％）	オランザピン	10（29％）
	オランザピン	6（16％）	Clozapine	6（18％）
	Aripiprazole	4（11％）	クエチアピン	5（15％）
	Ziprasidone	3（8％）	リスペリドン	5（15％）
	クエチアピン	1（3％）	Aripiprazole	4（12％）
			Ziprasidone	4（12％）
経口ハロペリドール	リスペリドン	23（59％）	オランザピン	10（28％）
	オランザピン	7（18％）	Clozapine	7（19％）
	Aripiprazole	5（13％）	クエチアピン	5（14％）
	Ziprasidone	3（8％）	リスペリドン	5（14％）
	クエチアピン	1（3％）	Ziprasidone	5（14％）
			Aripiprazole	4（11％）
経口ペルフェナジン	リスペリドン	23（62％）	オランザピン	10（29％）
	オランザピン	5（14％）	Clozapine	6（18％）
	Aripiprazole	4（11％）	クエチアピン	5（15％）
	Ziprasidone	4（11％）	リスペリドン	5（15％）
	クエチアピン	1（3％）	Aripiprazole	4（12％）
			Ziprasidone	4（12％）
経口チオリダジン	リスペリドン	25（68％）	オランザピン	10（29％）
	オランザピン	5（14％）	Clozapine	6（18％）
	Aripiprazole	3（8％）	Aripiprazole	5（15％）
	クエチアピン	2（5％）	リスペリドン	5（15％）
	Ziprasidone	2（5％）	クエチアピン	4（12％）
			Ziprasidone	4（12％）
経口Thiothixene	リスペリドン	23（64％）	オランザピン	10（30％）
	オランザピン	5（14％）	Clozapine	6（18％）
	Aripiprazole	4（11％）	リスペリドン	5（15％）
	Ziprasidone	3（8％）	Aripiprazole	4（12％）
	クエチアピン	1（3％）	クエチアピン	4（12％）
			Ziprasidone	4（12％）

15 反応が不十分な場合に切り替える薬剤（続き）

反応が不十分な薬剤	最初に切り替える薬剤	n（%）	次に切り替える薬剤	n（%）
経口Trifluoperazine	リスペリドン	22（61%）	オランザピン	9（27%）
	オランザピン	6（17%）	Clozapine	6（18%）
	Aripiprazole	4（11%）	リスペリドン	5（15%）
	Ziprasidone	3（8%）	Ziprasidone	5（15%）
	クエチアピン	1（3%）	Aripiprazole	4（12%）
			クエチアピン	4（12%）
持効性注射製剤非定型薬	Clozapine	9（27%）	Clozapine	12（40%）
	リスペリドン	8（24%）	オランザピン	5（17%）
	デカン酸ハロペリドール	5（15%）	Aripiprazole	3（10%）
	Aripiprazole	3（9%）	Ziprasidone	3（10%）
	Ziprasidone	3（9%）	バルプロ酸を追加する	1（3%）
	ハロペリドール	2（6%）	デカン酸フルフェナジン	1（3%）
	クエチアピン	2（6%）	切り替えない	1（3%）
	オランザピン	1（3%）	クエチアピン	1（3%）
			リスペリドン	1（3%）
デカン酸フルフェナジン注射薬	持効性注射製剤非定型薬	14（38%）	Clozapine	14（41%）
	リスペリドン	9（24%）	オランザピン	7（21%）
	Aripiprazole	3（8%）	リスペリドン	3（9%）
	オランザピン	3（8%）	Ziprasidone	3（9%）
	Ziprasidone	3（8%）	Aripiprazole	2（6%）
	デカン酸ハロペリドール	2（5%）	クエチアピン	2（6%）
	クエチアピン	2（5%）	ハロペリドール	1（3%）
	Clozapine	1（3%）	デカン酸ハロペリドール	1（3%）
			持効性注射製剤非定型薬	1（3%）
デカン酸ハロペリドール注射薬	持効性注射製剤非定型薬	14（39%）	Clozapine	15（45%）
	リスペリドン	8（22%）	オランザピン	5（15%）
	Aripiprazole	3（8%）	リスペリドン	3（9%）
	オランザピン	3（8%）	Ziprasidone	3（9%）
	Ziprasidone	3（8%）	Aripiprazole	2（6%）
	デカン酸フルフェナジン	2（6%）	クエチアピン	2（6%）
	クエチアピン	2（6%）	フルフェナジン	1（3%）
	Clozapine	1（3%）	デカン酸フルフェナジン	1（3%）
			持効性注射製剤非定型薬	1（3%）

抗精神病薬を切り替えた際の標的用量

	最初に切り替えた薬剤の用量 (mg／day) 平均（SD）	次に切り替えた薬剤の用量 (mg／day) 平均（SD）
【非定型】		
Aripiprazole	27.8　（5.3）	24.1　（7.6）
Clozapine	400.0　（62.4）	419.3　（65.9）
オランザピン	21.0　（7.5）	20.1　（6.0）
クエチアピン	663.8（104.3）	670.0（135.9）
リスペリドン	5.5　（1.7）	6.4　（1.8）
Ziprasidone	144.0　（22.9）	151.2　（30.0）
持効性注射製剤非定型薬	36.4　（11.8）	50.0　　＊
【従来型】		
フルフェナジン	－	50.0　　＊
ハロペリドール	10.0　　＊	15.0　（7.1）
デカン酸フルフェナジン（mg／2-3week）	31.3　（26.5）	75.0　　＊
デカン酸ハロペリドール（mg／4week）	166.7　（66.1）	275.0（176.8）

＊記入1名のみ

16 切り替えストラテジー

最初の抗精神病薬に対する反応が不十分で（適切な用量で適切な期間を経た後），別の抗精神病薬に切り替えることにしました。最初の向精神薬は，中止する前に漸減を必要としないものと仮定します。各薬剤について，下記の切り替えストラテジーの適切性をランク付けしてください。最も適切であると考えるストラテジーを最も高いランクに評価してください。

	95％信頼区間			平均(SD)	最善の治療	一次選択治療	二次選択治療	三次選択治療
	三次選択治療	二次選択治療	一次選択治療					
【Aripiprazoleに切り替える場合】								
クロス・タイトレーション：最初の抗精神病薬の用量を漸減しながら，次の抗精神病薬の用量を漸増する				6.7 (2.2)	*22*	64	24	11
重複して漸減：最初の抗精神病薬の用量を継続しながら次の薬剤の用量を治療レベルまで漸増し，その後，最初の抗精神病薬を漸減する				6.1 (2.3)	*20*	50	36	14
中止／開始：最初の抗精神病薬を完全に中止し，次の抗精神病薬を即座に開始する				4.4 (2.6)	*7*	24	31	44
漸減して中止／漸増：最初の抗精神病薬を数日かけて漸減して中止し，その後，次の抗精神病薬を，副作用をモニタリングしながらゆっくりと漸増する				2.5 (1.5)	*0*	4	9	87
【Clozapineに切り替える場合】								
クロス・タイトレーション：最初の抗精神病薬の用量を漸減しながら，次の抗精神病薬の用量を漸増する				7.5 (1.7)	*36*	85	9	6
重複して漸減：最初の抗精神病薬の用量を継続しながら次の薬剤の用量を治療レベルまで漸増し，その後，最初の抗精神病薬を漸減する				6.3 (2.5)	*23*	55	26	19
中止／開始：最初の抗精神病薬を完全に中止し，次の抗精神病薬を即座に開始する				2.9 (1.7)	*0*	4	23	72
漸減して中止／漸増：最初の抗精神病薬を数日かけて漸減して中止し，その後，次の抗精神病薬を，副作用をモニタリングしながらゆっくりと漸増する				2.3 (1.4)	*0*	4	9	87
	1　2　3　4　5　6　7　8　9				％	％	％	％

✱ 最善の治療　　■ 一次選択　　▒ 二次選択　　□ 三次選択　　☐ コンセンサスなし

16 切り替えストラテジー（続き）

	95％信頼区間			平均 (SD)	最善の治療	一次選択治療	二次選択治療	三次選択治療
	三次選択治療	二次選択治療	一次選択治療					
【オランザピンに切り替える場合】								
クロス・タイトレーション：最初の抗精神病薬の用量を漸減しながら，次の抗精神病薬の用量を漸増する			■	6.7 (2.2)	21	64	26	11
重複して漸減：最初の抗精神病薬の用量を継続しながら次の薬剤の用量を治療レベルまで漸増し，その後，最初の抗精神病薬を漸減する		■		5.9 (2.5)	16	51	27	22
中止／開始：最初の抗精神病薬を完全に中止し，次の抗精神病薬を即座に開始する		□		4.1 (2.3)	2	19	30	51
漸減して中止／漸増：最初の抗精神病薬を数日かけて漸減して中止し，その後，次の抗精神病薬を，副作用をモニタリングしながらゆっくりと漸増する	□			2.6 (1.6)	0	4	17	78
【クエチアピンに切り替える場合】								
クロス・タイトレーション：最初の抗精神病薬の用量を漸減しながら，次の抗精神病薬の用量を漸増する			■	7.0 (1.9)	23	68	23	9
重複して漸減：最初の抗精神病薬の用量を継続しながら次の薬剤の用量を治療レベルまで漸増し，その後，最初の抗精神病薬を漸減する			■	6.3 (2.2)	15	60	26	15
中止／開始：最初の抗精神病薬を完全に中止し，次の抗精神病薬を即座に開始する		□		3.4 (2.0)	0	13	22	65
漸減して中止／漸増：最初の抗精神病薬を数日かけて漸減して中止し，その後，次の抗精神病薬を，副作用をモニタリングしながらゆっくりと漸増する	□			2.3 (1.5)	0	4	13	83
	1　2　3　4　5　6　7　8　9				%	%	%	%

16 切り替えストラテジー（続き）

	95%信頼区間			平均(SD)	最善の治療	一次選択治療	二次選択治療	三次選択治療
	三次選択治療	二次選択治療	一次選択治療					
【リスペリドンに切り替える場合】								
クロス・タイトレーション：最初の抗精神病薬の用量を漸減しながら，次の抗精神病薬の用量を漸増する			■	6.9 (2.2)	23	72	19	9*
重複して漸減：最初の抗精神病薬の用量を継続しながら次の薬剤の用量を治療レベルまで漸増し，その後，最初の抗精神病薬を漸減する		■		6.0 (2.4)	19	49	32	19
中止／開始：最初の抗精神病薬を完全に中止し，次の抗精神病薬を即座に開始する		■		4.1 (2.4)	2	22	27	51
漸減して中止／漸増：最初の抗精神病薬を数日かけて漸減して中止し，その後，次の抗精神病薬を，副作用をモニタリングしながらゆっくりと漸増する	■			2.7 (1.7)	0	6	15	79
【Ziprasidoneに切り替える場合】								
クロス・タイトレーション：最初の抗精神病薬の用量を漸減しながら，次の抗精神病薬の用量を漸増する			■	6.9 (2.0)	20	76	18	7
重複して漸減：最初の抗精神病薬の用量を継続しながら次の薬剤の用量を治療レベルまで漸増し，その後，最初の抗精神病薬を漸減する		■		6.0 (2.2)	13	48	33	20
中止／開始：最初の抗精神病薬を完全に中止し，次の抗精神病薬を即座に開始する		■		3.8 (2.2)	2	14	32	55
漸減して中止／漸増：最初の抗精神病薬を数日かけて漸減して中止し，その後，次の抗精神病薬を，副作用をモニタリングしながらゆっくりと漸増する	■			2.5 (1.5)	0	4	15	80
	1 2 3 4 5 6 7 8 9				%	%	%	%

＊ 最善の治療　　■ 一次選択　　■ 二次選択　　□ 三次選択　　□ コンセンサスなし

17 切り替えストラテジー

最初の抗精神病薬に対する反応が不十分で（適切な用量で適切な期間を経た後），持効性注射製剤の抗精神病薬に切り替えることにしました。各抗精神病薬について，下記の切り替えストラテジーの適切性をランク付けしてください。最も適切であると考えるストラテジーを最も高いランクに評価してください。

	95％信頼区間			平均 (SD)	*最善の治療*	一次選択治療	二次選択治療	三次選択治療
	三次選択治療	二次選択治療	一次選択治療					
【従来型デポ薬に切り替える場合】								
注射製剤の抗精神病薬が治療血中濃度に達するまで経口抗精神病薬を用量を変えずに使い続け，その後経口抗精神病薬を徐々に漸減する				6.5 (2.4)	20	61	24	15
持効性注射薬を最初に投与した後，経口抗精神病薬を（2-4週かけるなどして）漸増する				5.8 (2.6)	15	52	24	24
注射製剤の抗精神病薬が治療血中濃度に達するまで経口抗精神病薬を用量を変えずに使い続け，その後即座に経口抗精神病薬を中止する				4.7 (2.1)	2	17	51	32
持効性注射薬を最初に投与した時点で経口抗精神病薬を中止する				2.9 (1.9)	0	4	23	72
【持効性の非定型薬に切り替える場合】								
注射製剤の抗精神病薬が治療血中濃度に達するまで経口抗精神病薬を用量を変えずに使い続け，その後経口抗精神病薬を徐々に漸減する				7.1 (2.3)	30	68	20	11
持効性注射薬を最初に投与した後，経口抗精神病薬を（2-4週かけるなどして）漸増する				5.6 (2.8)	23	47	26	28
注射製剤の抗精神病薬が治療血中濃度に達するまで経口抗精神病薬を用量を変えずに使い続け，その後即座に経口抗精神病薬を中止する				5.0 (2.2)	2	25	50	25
持効性注射薬を最初に投与した時点で経口抗精神病薬を中止する				2.5 (1.9)	0	5	16	79
	1 2 3	4 5 6	7 8 9		%	%	%	%

18 Clozapineの使用

通常clozapineは一次選択治療としては用いられませんが，他の薬剤で効果がなかった場合に患者の助けになることもあります。下記の各治療を適切に試みても患者の反応が得られない場合のclozapineへの切り替えの適切性をランク付けしてください。患者は服薬を遵守し，物質を乱用していないものとします。Clozapineへの切り替えの可能性が最も高いと思われる判断時点を最も高く評価してください。

	95％信頼区間			平均(SD)	最善の治療	一次選択治療	二次選択治療	三次選択治療
	三次選択治療	二次選択治療	一次選択治療					
従来型抗精神病薬1剤以上と非定型抗精神病薬2剤			✱	7.9(1.7)	*51*	91	4	4
非定型抗精神病薬3剤			■	7.7(1.8)	*45*	85	11	4
従来型抗精神病薬1剤以上と他のすべての非定型抗精神病薬			✱	7.6(2.5)	*70*	77	11	13
非定型抗精神病薬2剤			■	7.2(1.8)	*34*	70	23	6
従来型抗精神病薬1剤以上と非定型抗精神病薬1剤			■	7.1(1.8)	*30*	70	28	2
従来型抗精神病薬2剤		□		4.7(2.5)	*11*	23	38	38
非定型抗精神病薬1剤		■		4.3(2.3)	*6*	15	45	40
従来型抗精神病薬1剤	□			3.2(2.0)	*2*	9	26	65
	1 2 3 4 5 6 7 8 9				%	%	%	%

✱ 最善の治療　■ 一次選択　■ 二次選択　□ 三次選択　□ コンセンサスなし

19 反応が部分的な場合のストラテジー

それぞれのタイプの薬剤に対し**部分的に反応があるが不十分**な（一部陽性症状が持続している）患者へのストラテジーとして，下記の各選択肢の適切性をランク付けしてください（ここではクロス・タイトレーションについては尋ねていない）。

部分的に反応があるが不十分な薬剤

	95％信頼区間			平均(SD)	最善の治療	一次選択治療	二次選択治療	三次選択治療
	三次選択治療	二次選択治療	一次選択治療					
【経口従来型薬】								
可能ならば持効性注射製剤非定型抗精神病薬を追加				5.5 (2.2)	7	39	37	24
経口非定型抗精神病薬を追加				5.1 (2.7)	16	36	24	40
バルプロ酸を追加				5.0 (2.0)	2	21	51	28
ベンゾジアゼピンを追加				4.1 (1.9)	0	13	47	40
電気けいれん療法（ECT）を追加				4.1 (2.1)	2	13	51	36
リチウムを追加				4.0 (1.8)	2	4	55	40
持効性従来型デポ製剤抗精神病薬（デカン酸ハロペリドールなど）を追加				3.7 (2.1)	0	6	36	57
抗うつ薬を追加				3.6 (1.9)	0	11	28	62
カルバマゼピンを追加				3.1 (1.7)	0	4	32	64
経口従来型抗精神病薬を追加				1.8 (1.0)	0	0	4	96
【経口非定型薬】								
可能ならば持効性注射製剤非定型抗精神病薬を追加				5.3 (2.4)	9	39	35	26
バルプロ酸を追加				5.0 (2.1)	2	23	49	28
経口非定型抗精神病薬を追加				4.6 (2.7)	11	26	26	48
ベンゾジアゼピンを追加				4.2 (2.1)	0	17	38	45
リチウムを追加				4.1 (1.8)	2	4	59	37
経口従来型抗精神病薬を追加				4.1 (2.3)	4	20	30	50
電気けいれん療法（ECT）を追加				4.1 (2.1)	2	15	47	38
抗うつ薬を追加				3.7 (2.1)	0	11	28	62
持効性従来型デポ製剤抗精神病薬（デカン酸ハロペリドールなど）を追加				3.5 (1.9)	0	4	43	52
カルバマゼピンを追加				3.1 (1.8)	0	4	30	65

19 反応が部分的な場合のストラテジー（続き）

部分的に反応があるが不十分な薬剤

	95％信頼区間			平均(SD)	最善の治療	一次選択治療	二次選択治療	三次選択治療
	三次選択治療	二次選択治療	一次選択治療					
【デポ製剤従来型薬】								
経口非定型抗精神病薬を追加				5.8 (2.3)	13	50	33	17
バルプロ酸を追加				4.9 (2.0)	2	22	50	28
ベンゾジアゼピンを追加				4.1 (2.2)	0	16	38	47
リチウムを追加				4.0 (1.8)	2	7	53	40
電気けいれん療法（ECT）を追加				3.9 (2.1)	0	13	43	43
可能ならば持効性注射剤非定型抗精神病薬を追加				3.8 (2.6)	5	20	25	45
経口従来型抗精神病薬を追加				3.6 (2.3)	2	15	33	52
抗うつ薬を追加				3.5 (2.0)	0	11	26	64
カルバマゼピンを追加				3.0 (1.8)	2	4	29	67
					%	%	%	%

✱ 最善の治療　■ 一次選択　■ 二次選択　□ 三次選択　□ コンセンサスなし

20 コンプライアンスにもかかわらず再発した場合のストラテジー

経口抗精神病薬の服薬指示を（家族の報告や血漿濃度等，入手できるすべての情報から判断して）遵守しているにもかかわらず再発した患者に対する薬物治療ストラテジーとして，下記の選択肢の適切性をランク付けしてください。

	95%信頼区間			平均(SD)	*最善の治療*	一次選択治療	二次選択治療	三次選択治療
	三次選択治療	二次選択治療	一次選択治療					
別の経口抗精神病薬に切り替える			■	6.7 (2.1)	*17*	74	15	11
現在の抗精神病薬の用量を増やす			■	6.5 (2.5)	*24*	65	22	13
利用可能ならば持効性注射製剤非定型抗精神病薬に切り替える		■		5.7 (2.0)	*4*	38	47	16
抗精神病薬に補助薬を追加する		□		5.4 (1.9)	*2*	36	40	24
利用可能ならば持効性注射製剤非定型抗精神病薬を追加する		□		4.9 (2.1)	*4*	24	44	31
別の経口抗精神病薬を追加する		□		4.3 (2.1)	*0*	17	41	41
持効性従来型デポ製剤抗精神病薬（デカン酸ハロペリドールなど）に切り替える		■		4.2 (2.0)	*2*	7	57	37
持効性従来型デポ製剤抗精神病薬（デカン酸ハロペリドールなど）を追加する	□			3.2 (1.8)	*0*	4	37	59
	1 2 3 4 5 6 7 8 9				%	%	%	%

21 コンプライアンスの程度に確信が持てない患者で再発した場合のストラテジー

経口抗精神病薬を処方しているが，どの程度服薬指示を遵守しているか確信が持てない患者が再発したときの薬物治療ストラテジーとして，下記の選択肢の適切性をランク付けしてください。コンプライアンスを改善する心理社会的，計画的な介入については，質問39－42で扱います。

	95％信頼区間			平均(SD)	最善の治療	一次選択治療	二次選択治療	三次選択治療
	三次選択治療	二次選択治療	一次選択治療					
利用可能ならば持効性注射製剤非定型抗精神病薬に切り替える			■	7.7(1.2)	36	82	18	0
持効性従来型デポ製剤抗精神病薬（デカン酸ハロペリドールなど）に切り替える			▨	6.1(1.6)	4	46	46	9
利用可能ならば持効性注射製剤非定型抗精神病薬を追加する		▨		6.0(2.0)	9	42	42	16
別の経口抗精神病薬に切り替える		▨		5.4(2.2)	4	37	46	17
持効性従来型デポ製剤抗精神病薬（デカン酸ハロペリドールなど）を追加する		☐		4.6(2.0)	2	22	41	37
抗精神病薬に補助薬を追加する	☐			4.2(2.0)	0	20	39	41
別の経口抗精神病薬を追加する	☐			3.7(2.0)	0	11	37	52
	1　2　3　4　5　6　7　8　9				%	%	%	%

22 コンプライアンスのない患者で再発した場合のストラテジー

経口抗精神病薬を処方しているが，服薬指示を遵守していない明白な証拠がある患者が再発したときの薬物治療ストラテジーとして，下記の選択肢の適切性をランク付けしてください。コンプライアンスを改善する心理社会的，プログラム的な介入については，質問39－42で扱います。

	95％信頼区間			平均(SD)	最善の治療	一次選択治療	二次選択治療	三次選択治療
	三次選択治療	二次選択治療	一次選択治療					
利用可能ならば持効性注射製剤非定型抗精神病薬に切り替える			■	8.2(0.9)	47	93	7	0
持効性従来型デポ製剤抗精神病薬（デカン酸ハロペリドールなど）に切り替える			▨	6.5(1.8)	4	65	26	9
別の経口抗精神病薬に切り替える		☐		4.5(2.3)	2	20	42	38
	1　2　3　4　5　6　7　8　9				%	%	%	%

＊ 最善の治療　■ 一次選択　▨ 二次選択　▦ 三次選択　☐ コンセンサスなし

23 持効性従来型デポ製剤抗精神病薬を投与されている患者が再発した場合のストラテジー

持効性従来型デポ製剤抗精神病薬を投与されている患者が再発したときの薬物治療ストラテジーとして，下記の選択肢の適切性をランク付けしてください。

	95％信頼区間			平均(SD)	最善の治療	一次選択治療	二次選択治療	三次選択治療
	三次選択治療	二次選択治療	一次選択治療					
利用可能ならば持効性注射製剤非定型抗精神病薬に切り替える			■	7.9(1.0)	26	96	4	0
患者に投与されている持効性従来型デポ製剤抗精神病薬の用量を増やす			▨	6.7(1.8)	13	70	21	9
患者に投与されている持効性従来型デポ製剤抗精神病薬の注射頻度を増やす			▨	6.0(2.0)	6	51	36	13
経口抗精神病薬を追加する		▨		5.8(1.8)	4	42	42	16
抗精神病薬の血漿濃度を入手する		▨		5.6(2.3)	11	36	49	15
補助薬を追加する		▨		5.4(2.0)	0	32	51	17
別の経口抗精神病薬に切り替える		□		4.6(2.2)	2	24	39	37
それまで試みていない別の従来型デポ薬に切り替える		▨		4.6(2.0)	0	19	49	32
	1 2 3 4 5 6 7 8 9				％	％	％	％

24 安定している患者への用量の減量

患者が安定している場合，数ヵ月続けた薬剤の用量を減らそうとするかどうか，下記の各薬剤について回答してください。もし減らすなら，その平均一日標的用量を記入してください。患者は，あなたが質問4で急性期治療で使用するとして記入した平均標的用量を投与されているものとします。熟知していない薬剤については，その行に横線を引いておいてください。

	安定している患者で，数ヵ月の投与後に用量を減らしますか？		「はい」と答えた場合，その平均一日標的用量は？（mg/day）
	はい 回答数（％）	いいえ 回答数（％）	平均（SD）
【非定型（経口）】			
Aripiprazole	9 (22%)	32 (78%)	12.9 (2.7)
Clozapine	15 (34%)	29 (66%)	303.3 (66.7)
オランザピン	19 (41%)	27 (59%)	11.5 (3.4)
クエチアピン	13 (29%)	32 (71%)	380.8 (131.6)
リスペリドン	22 (49%)	23 (51%)	3.1 (0.8)
Ziprasidone	12 (28%)	31 (72%)	85.5 (31.1)
【従来型】			
クロルプロマジン	26 (59%)	18 (41%)	307.4 (122.2)
フルフェナジン	24 (57%)	18 (43%)	5.9 (2.7)
ハロペリドール	27 (60%)	18 (40%)	5.5 (2.3)
ペルフェナジン	22 (52%)	20 (48%)	16.4 (7.4)
チオリダジン	23 (53%)	20 (47%)	260.9 (105.5)
Thiothixene	22 (54%)	19 (46%)	12.5 (5.4)
Trifluoperazine	22 (52%)	20 (48%)	12.4 (7.1)
デカン酸フルフェナジン (mg／2-3 week)	16 (41%)	23 (59%)	17.1 (9.6)
デカン酸ハロペリドール (mg／4 week)	17 (43%)	23 (58%)	84.5 (43.2)

| ※ 最善の治療 | 一次選択 | 二次選択 | 三次選択 | コンセンサスなし |

25 用量の減量ストラテジー

安定している患者で抗精神病薬を減量することにした場合,どのくらいの期間待ちますか。患者が安定してから用量を減らすまでの期間として,下記の選択肢の適切性をランク付けしてください。

	95%信頼区間			平均(SD)	最善の治療	一次選択治療	二次選択治療	三次選択治療
	三次選択治療	二次選択治療	一次選択治療					
1年			■	6.6 (2.3)	16	66	24	11
9ヵ月			■	6.0 (2.2)	5	55	32	13
6ヵ月		■		5.5 (2.3)	8	39	42	18
3ヵ月		■		3.8 (2.1)	0	8	47	45
1ヵ月	■			2.4 (1.2)	0	0	18	82
2週間	■			1.7 (0.9)	0	0	3	97
	1　2　3	4　5　6	7　8　9		%	%	%	%

26 併発問題

以下のような併発問題を抱えている精神病性障害患者に対する治療として,下記の抗精神病薬の適切性をランク付けしてください。その問題を抱える患者に最も適切であると考える薬剤を最も高いランクに評価してください。補助的治療ストラテジーについては質問27-30で尋ねます。

	95%信頼区間			平均(SD)	最善の治療	一次選択治療	二次選択治療	三次選択治療
	三次選択治療	二次選択治療	一次選択治療					
【攻撃性／暴力】								
経口Clozapine			■	8.1 (1.1)	43	89	11	0
経口リスペリドン			■	7.2 (1.2)	14	77	23	0
経口オランザピン			■	6.9 (1.4)	7	72	26	2
持効性注射製剤非定型薬		■		6.4 (1.8)	5	60	33	8
経口クエチアピン		■		5.9 (1.6)	0	42	47	12
経口Ziprasidone		■		5.8 (1.6)	5	33	58	10
経口Aripiprazole		■		5.7 (1.7)	5	32	57	11
持効性デポ製剤従来型注射薬		■		5.5 (1.8)	0	34	49	17
経口高力価従来型薬		■		5.2 (2.0)	2	32	43	25
経口低力価従来型薬		■		5.1 (1.9)	0	28	51	21
経口中力価従来型薬		■		4.8 (2.0)	0	19	52	29
	1　2　3	4　5　6	7　8　9		%	%	%	%

26 併発問題（続き）

	95％信頼区間			平均(SD)	最善の治療	一次選択治療	二次選択治療	三次選択治療
	三次選択治療	二次選択治療	一次選択治療					
【自殺行動】								
経口Clozapine			✱	8.3 (1.1)	59	95	5	0
経口リスペリドン				6.8 (0.9)	2	64	36	0
経口オランザピン				6.7 (1.2)	2	62	33	4
経口Ziprasidone				6.2 (1.6)	3	51	41	8
経口Aripiprazole				6.1 (1.2)	0	35	62	3
経口クエチアピン				6.0 (1.4)	0	41	51	7
持効性注射製剤非定型薬				5.8 (1.8)	3	41	46	13
持効性デポ製剤従来型注射薬				4.6 (1.8)	0	13	56	31
経口中力価従来型薬				4.0 (1.8)	0	7	49	44
経口高力価従来型薬				3.9 (1.9)	0	7	42	51
経口低力価従来型薬				3.8 (1.8)	0	5	50	45
【不快／うつ】								
経口オランザピン				6.9 (1.5)	7	70	23	7
経口Clozapine				6.9 (1.4)	9	65	33	2
経口Aripiprazole				6.7 (1.5)	13	58	37	5
経口リスペリドン				6.6 (1.3)	5	62	36	2
経口Ziprasidone				6.4 (1.9)	10	59	32	10
経口クエチアピン				6.0 (1.5)	2	42	44	14
持効性注射製剤非定型薬				5.8 (1.6)	0	40	48	13
持効性デポ製剤従来型注射薬				3.9 (1.9)	2	7	46	46
経口低力価従来型薬				3.6 (1.7)	0	2	49	49
経口中力価従来型薬				3.5 (1.7)	0	5	45	50
経口高力価従来型薬				3.2 (1.8)	0	2	34	64

✱ 最善の治療　■ 一次選択　■ 二次選択　□ 三次選択　□ コンセンサスなし

26 併発問題（続き）

	95%信頼区間			平均 (SD)	最善の治療	一次選択治療	二次選択治療	三次選択治療
	三次選択治療	二次選択治療	一次選択治療					
【認知的問題】								
経口リスペリドン			■	6.8 (1.3)	2	67	30	2
経口Aripiprazole			■	6.7 (1.4)	8	61	34	5
経口オランザピン			■	6.5 (1.6)	7	61	30	9
経口Ziprasidone			■	6.3 (1.5)	5	57	36	7
経口Clozapine			■	6.2 (1.5)	2	52	36	12
経口クエチアピン			■	5.9 (1.4)	0	40	51	9
持効性注射製剤非定型薬			■	5.8 (1.8)	0	49	36	15
持効性デポ製剤従来型注射薬		□		4.0 (1.9)	3	10	50	40
経口高力価従来型薬		□		3.3 (1.7)	0	5	42	53
経口中力価従来型薬		□		3.3 (1.6)	0	5	37	59
経口低力価従来型薬		□		3.0 (1.6)	0	2	37	60
【物質乱用】								
経口Clozapine			■	6.8 (1.7)	14	63	33	5
経口リスペリドン			■	6.4 (1.5)	3	60	33	8
持効性注射製剤非定型薬			■	6.2 (1.7)	5	58	38	5
経口Aripiprazole			■	6.1 (1.5)	9	40	54	6
経口オランザピン			■	6.0 (1.7)	5	44	46	10
経口クエチアピン			■	5.8 (1.6)	0	39	49	12
経口Ziprasidone			■	5.8 (1.7)	3	43	45	13
持効性デポ製剤従来型注射薬		■		5.1 (2.0)	0	29	51	20
経口高力価従来型薬		□		3.8 (2.1)	0	9	42	49
経口中力価従来型薬		□		3.7 (2.0)	0	10	40	50
経口低力価従来型薬		□		3.7 (1.9)	0	5	49	46
	1 2 3 4 5 6 7 8 9				%	%	%	%

27 攻撃性／暴力に対する補助的治療

精神病性障害患者が最も適切な抗精神病薬の適切な用量により治療されていますが，補助的な薬物治療が必要と考えられる程度にまで**攻撃性／暴力**の問題を示し続けています。患者は目立った錐体外路系副作用（EPS）を示しておらず，物質乱用の既往歴もありません。下記の補助的治療の適切性をランク付けしてください。

	95％信頼区間			平均(SD)	最善の治療	一次選択治療	二次選択治療	三次選択治療
	三次選択治療	二次選択治療	一次選択治療					
バルプロ酸			▬	6.9 (1.6)	13	71	27	2
リチウム		▬		6.0 (1.8)	9	44	44	11
カルバマゼピン		▬		5.5 (1.6)	0	31	58	11
β遮断薬		▬		5.5 (2.1)	2	43	36	20
ベンゾジアゼピン		▬		5.4 (2.1)	7	35	44	21
Gabapentin		▬		4.6 (2.1)	2	20	41	39
ECT		▬		4.5 (2.1)	2	20	39	41
Lamotrigine		▬		4.4 (2.0)	5	14	44	42
Topiramate		▬		4.2 (2.0)	5	17	40	43
Buspirone	▬			3.7 (1.7)	0	5	44	51
トラゾドン	▬			3.6 (1.9)	0	7	31	62
Diphenylhydantoin	▬			3.2 (1.7)	0	5	26	70
	1 2 3 4 5 6 7 8 9				%	%	%	%

✱ 最善の治療　■ 一次選択　▨ 二次選択　▤ 三次選択　□ コンセンサスなし

28 自殺行動に対する補助的治療

精神病性障害患者が最も適切な抗精神病薬の適切な用量により治療されていますが，補助的な薬物治療が必要と考えられる程度にまで**自殺行動**を示し続けています。患者は目立ったEPSを示しておらず，物質乱用の既往歴もありません。下記の補助的治療の適切性をランク付けしてください。

	95%信頼区間			平均 (SD)	最善の治療	一次選択治療	二次選択治療	三次選択治療
	三次選択治療	二次選択治療	一次選択治療			%	%	%
選択的セロトニン再取り込み阻害薬（SSRI）			■	7.0 (1.6)	*18*	71	24	4
ECT			■	6.4 (2.0)	*16*	58	36	7
Venlafaxine			■	6.4 (1.8)	*11*	53	38	9
Mirtazapine			□	5.4 (1.9)	*2*	36	43	21
リチウム			□	5.1 (2.1)	*2*	31	40	29
バルプロ酸			□	5.0 (1.8)	*0*	24	42	33
Bupropion			□	5.0 (2.1)	*5*	33	40	28
Nefazodone			□	5.0 (2.1)	*2*	32	43	25
Lamotrigine		□		4.6 (2.0)	*0*	18	45	36
トラゾドン		□		4.0 (2.0)	*0*	13	42	44
三環系抗うつ薬		□		4.0 (1.9)	*2*	5	50	45
カルバマゼピン		□		3.8 (1.9)	*0*	7	43	50
ベンゾジアゼピン		□		3.6 (1.9)	*0*	9	44	47
Buspirone	□			3.2 (1.5)	*0*	0	39	61
精神興奮薬（メチルフェニデートなど）	□			3.0 (1.7)	*0*	0	31	69
	1 2 3 4 5 6 7 8 9							

29 不快／うつに対する補助的治療

精神病性障害患者が最も適切な抗精神病薬の適切な用量により治療されていますが，補助的な薬物治療が必要と考えられる程度にまで**不快／うつ**を示し続けています。患者は目立ったEPSを示しておらず，物質乱用の既往歴もありません。下記の補助的治療の適切性をランク付けしてください。

	95％信頼区間			平均(SD)	最善の治療	一次選択治療	二次選択治療	三次選択治療
	三次選択治療	二次選択治療	一次選択治療		%	%	%	%
選択的セロトニン再取り込み阻害薬（SSRI）			■	7.5 (1.4)	24	82	18	0
Venlafaxine			■	6.9 (1.6)	13	67	29	4
ECT		■		5.9 (2.0)	7	40	47	13
Mirtazapine		■		5.8 (1.8)	2	45	43	12
Bupropion		■		5.7 (1.9)	5	41	45	14
Nefazodone		■		5.7 (2.0)	2	44	44	12
リチウム		■		5.0 (2.0)	0	20	58	22
三環系抗うつ薬		■		4.8 (2.0)	0	20	56	24
バルプロ酸		■		4.8 (1.8)	0	20	55	25
Lamotrigine		□		4.7 (2.1)	2	25	41	34
トラゾドン	■			4.3 (2.0)	0	14	52	34
カルバマゼピン	■			3.7 (1.8)	0	9	40	51
ベンゾジアゼピン	■			3.6 (2.0)	0	5	49	47
精神興奮薬（メチルフェニデートなど）	■			3.5 (2.0)	0	9	36	56
Buspirone	■			3.3 (1.5)	0	0	40	60

| ✱ 最善の治療 | ■ 一次選択 | ■ 二次選択 | □ 三次選択 | □ コンセンサスなし |

30 持続的な陰性症状に対する補助的治療

精神病性障害患者が最も適切な抗精神病薬の適切な用量により治療されていますが，補助的な薬物治療が必要と考えられる程度にまではっきりと**持続的な陰性症状**を示し続けています。患者は目立ったEPSを示しておらず，物質乱用の既往歴もありません。下記の補助的治療の適切性をランク付けしてください。

	95%信頼区間			平均(SD)	最善の治療	一次選択治療	二次選択治療	三次選択治療
	三次選択治療	二次選択治療	一次選択治療					
glutamatergic agent（グリシン，サイクロセリンなど）				5.4 (2.0)	5	32	45	23
選択的セロトニン再取り込み阻害薬（SSRI）				5.0 (2.3)	4	29	47	24
別の抗精神病薬				4.6 (2.6)	11	27	33	40
Venlafaxine				4.5 (2.1)	0	24	47	29
精神興奮薬（メチルフェニデートなど）				4.4 (2.3)	2	20	44	36
Bupropion				4.0 (2.0)	0	16	39	45
Mirtazapine				3.9 (1.9)	0	7	45	48
バルプロ酸				3.8 (1.9)	0	9	44	47
リチウム				3.6 (1.9)	0	4	44	51
Nefazodone				3.6 (1.9)	0	7	45	48
Lamotrigine				3.5 (2.1)	0	9	36	55
三環系抗うつ薬				3.4 (1.8)	0	4	36	60
ECT				3.3 (2.1)	2	9	29	62
ベンゾジアゼピン				3.2 (1.8)	0	2	38	60
トラゾドン				3.1 (1.7)	0	0	42	58
Buspirone				3.0 (1.7)	0	5	30	66
カルバマゼピン				2.9 (1.6)	0	2	29	69

31 肥満

精神病性障害患者が*clozapine以外の抗精神病薬*による治療によく反応していますが，臨床的に有意な肥満（BMI≧30）となっています。下記の治療ストラテジーの適切性をランク付けしてください。

	95％信頼区間			平均(SD)	最善の治療	一次選択治療	二次選択治療	三次選択治療
	三次選択治療	二次選択治療	一次選択治療					
体重の増えにくい別の抗精神病薬に切り替え，栄養および運動についてのカウンセリングを行う			■	7.7 (1.7)	*43*	83	11	6
体重の増えにくい別の抗精神病薬に切り替える			■	6.9 (1.7)	*13*	72	21	6
同じ抗精神病薬を同用量で続け，栄養および運動についてのカウンセリングを行う		■		6.1 (2.1)	*13*	51	30	19
現在の抗精神病薬を減量し，栄養および運動についてのカウンセリングを行う		■		4.8 (2.0)	*4*	15	57	28
治療処方に topiramate (topamax) を追加し，栄養および運動についてのカウンセリングを行う		■		4.3 (2.0)	*0*	16	49	36
治療処方に orlistat (xenecal) を追加し，栄養および運動についてのカウンセリングを行う		■		3.8 (1.8)	*0*	10	45	45
治療処方に sibutramine (meridia) を追加し，栄養および運動についてのカウンセリングを行う		■		3.7 (1.6)	*0*	5	45	50
介入を行わず，同じ抗精神病薬による治療を継続する	■			3.0 (1.7)	*2*	2	32	66
肥満の外科的治療を指示する	■			2.1 (1.4)	*0*	0	17	83
	1　2　3	4　5　6	7　8　9		％	％	％	％

✳ 最善の治療　　■ 一次選択　　■ 二次選択　　□ 三次選択　　□ コンセンサスなし

32 肥満

精神病性障害患者が *clozapine* による治療によく反応していますが，臨床的に有意な肥満（BMI≧30）となっています。下記の治療ストラテジーの適切性をランク付けしてください。

	95％信頼区間			平均(SD)	最善の治療	一次選択治療	二次選択治療	三次選択治療
	三次選択治療	二次選択治療	一次選択治療					
Clozapineを同用量で続け，栄養および運動についてのカウンセリングを行う			■	7.5 (1.6)	*34*	77	19	4
Clozapineを減量し，栄養および運動についてのカウンセリングを行う		■		5.7 (2.5)	*13*	49	32	19
体重の増えにくい別の抗精神病薬に切り替え，栄養および運動についてのカウンセリングを行う		□		4.6 (2.1)	*0*	19	45	36
治療処方に topiramate (topamax) を追加し，栄養および運動についてのカウンセリングを行う		□		4.5 (2.2)	*2*	24	38	38
治療処方に orlistat (xenecal) を追加し，栄養および運動についてのカウンセリングを行う		□		4.0 (1.8)	*0*	12	48	40
治療処方に sibutramine (meridia) を追加し，栄養および運動についてのカウンセリングを行う		□		4.0 (1.7)	*0*	10	50	40
体重の増えにくい別の抗精神病薬に切り替える		□		3.9 (1.9)	*0*	9	52	39
介入を行わず，同じ抗精神病薬による治療を継続する		□		3.8 (2.1)	*2*	13	40	47
肥満の外科的治療を指示する	□			2.4 (1.6)	*0*	2	24	74
	1 2 3	4 5 6	7 8 9		%	%	%	%

33 併存する医学的症状

1）抗精神病薬で治療中の患者について，併存する下記の医学的症状やリスク要因を定期的にモニターすることの**重要性**はどの程度でしょうか？ 2）現実的な制約のもとでこれらの症状やリスク要因の定期的モニターを精神科治療チームが行うことの**実施可能性**はどの程度でしょうか？

	95%信頼区間			平均 (SD)	最善の治療	一次選択治療	二次選択治療	三次選択治療
	三次選択治療	二次選択治療	一次選択治療					
【重要性】								
肥満			✱	8.5 (0.7)	60	100	0	0
糖尿病			✱	8.4 (0.9)	56	96	4	0
心臓血管系の問題				7.8 (1.4)	44	82	18	0
HIVリスク行動				7.7 (1.6)	36	89	7	4
物質乱用の医学的合併症				7.6 (1.2)	21	86	12	2
大量の喫煙				7.6 (1.5)	36	84	13	2
高血圧				7.4 (1.7)	40	71	27	2
無月経				7.0 (1.6)	20	69	27	4
乳汁漏出				6.8 (1.4)	13	64	33	2
骨粗鬆症				6.0 (1.7)	4	47	42	11
【実施可能性】								
肥満			✱	8.6 (0.7)	70	98	2	0
高血圧			✱	8.0 (1.2)	50	85	15	0
無月経				8.0 (1.4)	41	91	7	2
糖尿病				7.9 (1.2)	40	84	16	0
大量の喫煙				7.8 (1.7)	48	83	13	4
乳汁漏出				7.7 (1.3)	37	89	9	2
心臓血管系の問題				7.2 (1.4)	24	70	30	0
HIVリスク行動				6.6 (1.8)	17	59	33	9
物質乱用の医学的合併症				6.4 (1.4)	5	53	44	2
骨粗鬆症				4.9 (1.7)	4	13	65	22

✱ 最善の治療　■ 一次選択　■ 二次選択　□ 三次選択　□ コンセンサスなし

本調査では以下のようなコンプライアンス・レベルの定義を用いた。
・コンプライアント：ときおり服用を忘れるのみ（たとえば処方の20％以下）
・部分的コンプライアント：服用しないことがときおり以上（たとえば20－80％）
・ノンコンプライアント：80％以上服用しない

34 文献に報告されたコンプライアンスのレベル

これまでに目を通した*治療文献*に基づき，統合失調症患者のうち，上記の定義によりコンプライアントな患者，部分的コンプライアントな患者，ノンコンプライアントな患者がどのくらいの比率でいると考えるか，記入してください。

コンプライアンスのレベル	患者の比率 平均（SD）
コンプライアント	28.0　（11.8）
部分的コンプライアント	46.4　（14.4）
ノンコンプライアント	26.2　（9.8）

35 自身の患者におけるコンプライアンスのレベル

統合失調症の*あなたの患者*のうち，上記の定義によりコンプライアントな患者，部分的コンプライアントな患者，ノンコンプライアントな患者がどのくらいの比率でいたか，記入してください。

コンプライアンスのレベル	患者の比率 平均（SD）
コンプライアント	43.1　（20.6）
部分的コンプライアント	38.7　（17.4）
ノンコンプライアント	19.2　（11.7）

36 コンプライアンス・レベルの定義

治療の中で，どのようにコンプライアンスを分類しているか——言い換えれば，上記の定義に同意するか，お答えください。

コンプライアンスのレベル	その患者は処方のうち何％を服用しないか 平均（SD）
コンプライアント	10.9（7.2）〜25.5（14.6）
部分的コンプライアント	27.4（16.4）〜64.7（19.9）
ノンコンプライアント	67.6（19.3）〜100（0）

37 コンプライアンスの評価

薬物治療へのコンプライアンスを評価するストラテジーとして，下記の選択肢の適切性をランク付けしてください。最も適切と考えるストラテジーを最も高く評価してください。

	95％信頼区間			平均(SD)	*最善の治療*	一次選択治療	二次選択治療	三次選択治療
	三次選択治療	二次選択治療	一次選択治療					
家族あるいはケア提供者に尋ねる			■	7.8(1.1)	*30*	91	9	0
患者に尋ねる			■	7.6(1.5)	*43*	78	20	2
錠剤の数を数える		■		6.5(1.5)	*9*	52	41	7
血中濃度		■		6.1(2.1)	*20*	48	37	15
コンプライアンスの自己評価尺度		■		5.6(1.9)	*7*	37	46	17
尿検査	■			4.0(2.0)	*2*	11	47	42
	1　2　3　4　5　6　7　8　9				%	%	%	%

✱ 最善の治療　　■ 一次選択　　■ 二次選択　　□ 三次選択　　□ コンセンサスなし

38 コンプライアンス問題に介入すべきとき

下記の臨床状況における介入の適切性をランク付けしてください。あなたが通常介入する状況を7，8，9のいずれか，ときどき介入する状況を4，5，6のいずれか，一般に介入しない状況を1，2，3のいずれかとしてください。

	95%信頼区間			平均(SD)	*最善の治療*	一次選択治療	二次選択治療	三次選択治療
	三次選択治療	二次選択治療	一次選択治療					
患者が薬剤の服用を完全に中止した			※	8.9(0.4)	89	100	0	0
患者が薬剤処方量の80%以上を服用しない			※	8.8(0.5)	80	100	0	0
患者が薬剤処方量の50%程度を服用しない			■	8.0(1.1)	41	91	9	0
患者が薬剤処方量の20%程度を服用しない		■		6.0(1.8)	4	52	35	13
患者がときおり服薬しない		■		4.2(2.0)	2	13	39	48
	1　2　3	4　5　6	7　8　9		%	%	%	%

39 部分的コンプライアンスへの対処

*部分的*にコンプライアントな患者のコンプライアンス問題への対処ストラテジーとして，下記の選択肢の適切性をランク付けしてください。あなたが最初に試みるストラテジーを最も高く評価してください（同点可）。

	95%信頼区間			平均(SD)	*最善の治療*	一次選択治療	二次選択治療	三次選択治療
	三次選択治療	二次選択治療	一次選択治療					
心理社会的介入（患者の教育，コンプライアンス療法など）			※	8.0(1.3)	50	89	11	0
薬理的介入（持効性薬剤への切り替えなど）			■	7.4(1.5)	30	76	22	2
プログラム的介入（集中的ケースマネジメント，包括型地域生活支援プログラムなど）			■	7.3(1.2)	22	65	35	0
	1　2　3	4　5　6	7　8　9		%	%	%	%

40 ノンコンプライアンスへの対処

ノンコンプライアントな患者のコンプライアンス問題に対処するストラテジーとして，下記の選択肢の適切性をランク付けしてください。あなたが最初に試みるストラテジーを最も高く評価してください（同点可）。

	95％信頼区間			平均(SD)	最善の治療	一次選択治療	二次選択治療	三次選択治療
	三次選択治療	二次選択治療	一次選択治療					
薬理的介入（持効性薬剤への切り替えなど）			✱	8.0 (1.3)	52	83	17	0
プログラム的介入（集中的ケースマネジメント，包括型地域生活支援プログラムなど）			▇	7.5 (1.3)	28	80	20	0
心理社会的介入（患者の教育，コンプライアンス療法など）			▇	7.3 (1.9)	37	76	17	7
	1 2 3 4 5 6 7 8 9				％	％	％	％

41 コンプライアンスを改善する心理社会的サービス

コンプライアンス問題を抱える患者への心理社会的サービスとして，下記の選択肢の重要性をランク付けしてください。

	95％信頼区間			平均(SD)	最善の治療	一次選択治療	二次選択治療	三次選択治療
	三次選択治療	二次選択治療	一次選択治療					
患者の教育			▇	7.9 (1.3)	48	87	13	0
家族の教育とサポート			▇	7.9 (1.0)	35	91	9	0
薬剤モニタリング（分包，週単位のピルボックスの使用を監督する，服薬を直接監視するなど）			▇	7.9 (1.3)	45	86	14	0
コンプライアンス療法（コンプライアンス問題に焦点を絞った認知行動療法）			▇	7.3 (1.1)	14	80	20	0
症状と副作用のモニタリング（デイリーチェックリストなど）		▇		6.1 (1.5)	9	37	57	7
集団精神療法		▇		5.4 (1.9)	0	28	57	15
個人精神療法		□		5.4 (1.8)	2	30	48	22
	1 2 3 4 5 6 7 8 9				％	％	％	％

✱ 最善の治療　▇ 一次選択　▇ 二次選択　□ 三次選択　□ コンセンサスなし

42 コンプライアンスを改善するプログラム的介入

コンプライアンス問題を抱える患者へのプログラム的介入として，下記の選択肢の重要性をランク付けしてください。

	95％信頼区間			平均(SD)	最善の治療	一次選択治療	二次選択治療	三次選択治療
	三次選択治療	二次選択治療	一次選択治療					
包括型地域生活支援プログラム（ACT）サービス			■	7.2(1.3)	15	76	24	0
さまざまな治療様式を通じて一貫する主治医（入院・外来・在宅プログラムなど）			■	7.2(1.7)	22	72	24	4
集中的サービス（週に1-5回，あるいはそれ以上，必要なだけ頻繁に接触するなど）			■	7.0(1.5)	11	70	26	4
在宅指導サービス			■	6.7(1.9)	20	63	30	7
部分入院サービス		■		6.0(1.7)	7	46	46	9
リハビリテーション・サービス		■		5.9(1.6)	4	33	61	7
強制外来治療		■		5.8(1.9)	9	41	43	16
	1　2　3	4　5　6	7　8　9		%	%	%	%

43 部分的コンプライアンスに対する薬物治療ストラテジー

経口抗精神病薬に対して患者が部分的にしかコンプライアントでない証拠がある場合，下記の薬物治療ストラテジーの適切性をランク付けしてください。患者はときおり，自分が精神疾患であることや治療が必要であることを否定します。また患者にEPSはありせん。

	95％信頼区間			平均(SD)	最善の治療	一次選択治療	二次選択治療	三次選択治療
	三次選択治療	二次選択治療	一次選択治療					
利用可能ならば持効性非定型抗精神病薬に切り替える			■	8.0 (1.3)	*44*	93	4	2
持効性従来型デポ製剤抗精神病薬（デカン酸ハロペリドールなど）に切り替える		■		6.2 (1.8)	*4*	52	39	9
利用可能ならば持効性注射製剤非定型抗精神病薬を追加する		■		6.1 (2.1)	*16*	49	33	18
薬物治療は変えず，心理社会的治療を強化する		■		6.0 (2.4)	*17*	46	39	15
これまで使用していない別の経口抗精神病薬に切り替える		□		5.3 (1.8)	*0*	29	49	22
薬剤の血漿濃度を定期的にモニターする		■		4.9 (2.0)	*2*	22	52	26
持効性従来型デポ製剤抗精神病薬（デカン酸ハロペリドールなど）を追加する		□		4.6 (2.2)	*0*	26	33	41
別の経口抗精神病薬を追加する	▨			3.2 (1.7)	*0*	7	20	73
	1 2 3 4 5 6 7 8 9				%	%	%	%

✴ 最善の治療　■ 一次選択　▨ 二次選択　▢ 三次選択　□ コンセンサスなし

44 ノンコンプライアンスに対する薬物治療ストラテジー

経口抗精神病薬を処方通りに服用しないことが繰り返され，かつ慢性的精神病性障害が繰り返し悪化する不安定な患者に対する薬物治療ストラテジーとして，下記の各選択肢の適切性をランク付けしてください。患者はときおり，自分が精神疾患であることや治療が必要であることを否定します。また患者にEPSはありません。

	95％信頼区間			平均(SD)	最善の治療	一次選択治療	二次選択治療	三次選択治療
	三次選択治療	二次選択治療	一次選択治療					
利用可能ならば持効性非定型抗精神病薬に切り替える			✱	8.5(1.1)	69	96	2	2
持効性従来型デポ製剤抗精神病薬（デカン酸ハロペリドールなど）に切り替える			▬	7.0(1.9)	22	74	20	7
利用可能ならば持効性注射製剤非定型抗精神病薬を追加する		▬		6.6(2.3)	18	60	22	18
持効性従来型デポ製剤抗精神病薬（デカン酸ハロペリドールなど）を追加する		▭		5.0(2.4)	4	37	30	33
薬剤の血漿濃度を定期的にモニターする		▭		4.4(2.5)	7	20	35	46
これまで使用していない別の経口抗精神病薬に切り替える		▭		4.3(2.1)	0	20	41	39
薬物治療は変えず，心理社会的治療を強化する		▭		4.0(2.2)	4	17	33	50
別の経口抗精神病薬を追加する	▭			3.0(1.8)	0	4	29	67
	1 2 3 4 5 6 7 8 9				%	%	%	%

45 持効性注射製剤抗精神病薬の長所

下記の選択肢のうち，持効性注射製剤抗精神病薬の最大の長所はどれだと考えますか？ あなたが最大の長所と考えるものを7，8，9のいずれか，ある程度重要と考えるものを4，5，6のいずれか，それほど重要でないと考えるものを1，2，3のいずれかとしてください。

	95％信頼区間			平均(SD)	最善の治療	一次選択治療	二次選択治療	三次選択治療
	三次選択治療	二次選択治療	一次選択治療					
確実な投薬			✱	8.5 (1.0)	*67*	96	4	0
投薬されないときが即座にわかる			■	7.8 (1.2)	*37*	83	17	0
再発リスクの減少			■	7.8 (1.5)	*38*	93	2	4
投薬されなかったあとにもある程度薬剤を維持できる			■	7.5 (1.2)	*22*	80	20	0
再発が，適切な薬物治療にもかかわらず起こったことがわかる			■	7.0 (1.7)	*22*	70	26	4
患者との定期的接触		■		6.4 (1.7)	*9*	57	35	9
患者にとり便利		■		5.9 (2.1)	*9*	41	39	20
低用量での使用が可能		□		5.7 (2.2)	*11*	37	41	22
	1 2 3 4 5 6 7 8 9				%	%	%	%

✱ 最善の治療　■ 一次選択　■ 二次選択　■ 三次選択　□ コンセンサスなし

46 持効性注射製剤抗精神病薬の短所となりうる問題

下記の選択肢のうち,持効性注射製剤抗精神病薬の短所となりうる問題はどれだと考えますか? あなたが最も重大な短所と考えるものを7,8,9のいずれか,ある程度重大と考えるものを4,5,6のいずれか,それほど重大でないと考えるものを1,2,3のいずれかとしてください。

	95%信頼区間			平均(SD)	最善の治療	一次選択治療	二次選択治療	三次選択治療
	三次選択治療	二次選択治療	一次選択治療					
患者に受け入れられない			■	7.2(1.9)	*33*	72	20	9
薬剤調達の問題		■		5.7(1.7)	*2*	41	41	17
副作用が問題となった場合に即座に停止できない		■		5.6(1.9)	*0*	39	48	13
医師の否定的な印象		□		5.5(2.1)	*9*	35	43	22
注射製剤,デポ製剤投与診療所にまつわる悪いイメージ		■		5.5(1.9)	*2*	37	43	20
不適切に賞賛されている長所		□		5.5(2.4)	*7*	46	30	24
注射の反復による局所的影響	■			4.8(1.7)	*0*	17	54	28
保険支払い上の問題	□			4.0(2.2)	*0*	16	31	53
不適切に定着してしまった利点	□			3.1(1.6)	*0*	4	28	67
	1 2 3	4 5 6	7 8 9		%	%	%	%

47 持効性注射製剤抗精神病薬の使用を支持する要因

下記の選択肢うち，持効性注射製剤抗精神病薬の使用を決断する最も重要な要因はどれでしょうか？ 持効性注射製剤の使用を決断するに際して，あなたが最も重要と考えるものを7，8，9のいずれか，ある程度重要と考えるものを4，5，6のいずれか，それほど重要でないと考えるものを1，2，3のいずれかとしてください。

	95%信頼区間 三次選択治療	95%信頼区間 二次選択治療	95%信頼区間 一次選択治療	平均(SD)	最善の治療 %	一次選択治療 %	二次選択治療 %	三次選択治療 %
持効性注射製剤での非定型抗精神病薬が入手できる			✱	8.4 (1.9)	*59*	96	4	0
患者が注射を問題なく受け入れる				8.0 (1.3)	*43*	91	7	2
相当する経口薬よりも再発／入院が少ないことが証明されている				7.8 (1.4)	*37*	85	13	2
経口薬よも副作用が少ない				7.5 (1.7)	*37*	78	17	4
クォリティ・オブ・ライフが高い／気分がよいという患者の発言				7.4 (2.1)	*48*	72	20	9
投薬が容易				7.1 (1.4)	*15*	74	24	2
注射の間隔が比較的長い				6.9 (1.6)	*13*	70	28	2
相当する経口薬よりも優れた有効性が証明されている				6.9 (2.1)	*24*	65	24	11
準備が容易				6.7 (1.7)	*15*	61	35	4
持効性注射製剤には用量の漸減がほとんど求められない				6.2 (1.7)	*2*	50	43	7
相当する経口薬からの用量の換算が容易				5.8 (1.7)	*2*	43	48	9
別の経口抗精神病薬からの用量の換算が容易				5.5 (1.8)	*0*	39	48	13

✱ 最善の治療 　■ 一次選択　 ■ 二次選択　 □ 三次選択　 □ コンセンサスなし

48 持効性注射製剤非定型抗精神病薬の使用

下記の各臨床状況について，持効性注射製剤非定型抗精神病薬の使用の適切性をランク付けしてください。

	95%信頼区間			平均(SD)	*最善の治療*	一次選択治療	二次選択治療	三次選択治療
	三次選択治療	二次選択治療	一次選択治療					
経口非定型抗精神病薬を服用している患者が，持効性抗精神病薬を要求している			✱	8.5(0.8)	64	100	0	0
経口非定型抗精神病薬を服用している患者が，服薬を中止したために再発している			✱	8.1(1.2)	51	89	11	0
デポ製剤従来型抗精神病薬を投与されている患者で，安定しているがEPSを示す			✱	8.1(1.2)	51	91	9	0
強制的外来治療				7.7(1.7)	39	84	11	5
経口従来型抗精神病薬を服用している患者が慢性的に再発する				7.5(1.4)	33	84	16	0
患者の病識欠如／病気の否定				7.2(2.0)	29	82	9	9
経口非定型抗精神病薬を服用している患者が再発したが，理由は不明				7.2(1.3)	18	77	23	0
攻撃的または暴力的行動の既往歴または可能性				7.1(1.7)	22	64	33	2
自殺行動の既往歴または可能性				6.6(2.0)	14	59	34	7
ホームレス				6.4(2.1)	11	64	25	11
物質乱用問題の併存				6.3(2.0)	11	58	33	9
社会的サポートの欠如				6.3(2.0)	7	55	36	9
経口従来型抗精神病薬を服用している高齢患者で，服薬を忘れる				6.1(1.8)	11	47	44	9
経口従来型抗精神病薬を服用している患者で，安定しているがEPSを示す				5.9(2.0)	9	44	38	18
他に深刻な心理社会的ストレッサーがある				5.4(2.1)	2	39	41	20
デポ製剤従来型抗精神病薬を投与されている患者で，安定しており，深刻なEPSを示していない				5.2(2.1)	2	29	51	20
経口従来型抗精神病薬を服用している高齢患者で，厄介な副作用がある				4.8(2.0)	7	18	59	23
治療抵抗性の疾患のある患者で，clozapineを投与されており，厄介な副作用がある				4.7(1.9)	2	24	42	33
							44	
	1 2 3	4 5 6	7 8 9		%	%	%	%

48 持効性注射製剤非定型抗精神病薬の使用（続き）

	95％信頼区間			平均(SD)	最善の治療	一次選択治療	二次選択治療	三次選択治療
	三次選択治療	二次選択治療	一次選択治療					
経口従来型抗精神病薬を服用している患者で，安定しており，深刻なEPSを示していない		4～5		4.1 (2.1)	2	11	31	44
経口非定型抗精神病薬を服用している患者で，安定しており，深刻なEPSを示していない		3～4		3.8 (2.1)	2	13	47	56
統合失調症の診断が確定したばかりの患者で，まだ抗精神病薬による治療を受けていない		3～4		3.7 (1.9)	0	9		44
	1　2　3　4　5　6　7　8　9				％	％	％	％

49 持効性注射製剤非定型抗精神病薬の使用

下記の症状を持つ患者の治療について，持効性注射製剤非定型抗精神病薬の使用の適切性をランク付けしてください。

	95％信頼区間			平均(SD)	最善の治療	一次選択治療	二次選択治療	三次選択治療
	三次選択治療	二次選択治療	一次選択治療					
統合失調症の早期エピソード				5.4 (2.0)	7	33	47	20
精神病を伴う双極性障害				5.2 (1.8)	0	29	51	20
精神病を伴う痴呆				5.0 (2.0)	2	20	60	20
物質乱用				3.7 (2.1)	2	16	25	59
精神病を伴わない双極性障害				3.7 (1.7)	0	9	32	59
治療抵抗性のうつ病				3.3 (1.8)	0	4	31	64
精神病を伴わない痴呆				3.2 (1.7)	0	2	27	71
	1　2　3　4　5　6　7　8　9				％	％	％	％

✱ 最善の治療　　■ 一次選択　　■ 二次選択　　□ 三次選択　　□ コンセンサスなし

50 遅発性ジスキネジーのリスク

下記の各状況で，遅発性ジスキネジーの可能性への懸念から持効性注射製剤非定型抗精神病薬へ切り替えることの適切性をランク付けしてください。

	95％信頼区間			平均(SD)	最善の治療	一次選択治療	二次選択治療	三次選択治療
	三次選択治療	二次選択治療	一次選択治療					
患者がデポ製剤従来型抗精神病薬を服用していてEPSである			✱	8.3 (0.9)	53	96	4	0
患者が経口従来型抗精神病薬を服用していてEPSである			▬	7.2 (1.6)	24	73	22	4
患者がデポ製剤従来型抗精神病薬を服用していてEPSでない		▬		6.0 (2.0)	7	49	40	11
患者が経口従来型抗精神病薬を服用していてEPSでない		▬		5.6 (2.0)	7	38	44	18
	1 2 3	4 5 6	7 8 9		%	%	%	%

51 患者に注射の反復を動機づける要因

あなたの臨床経験から，持効性抗精神病薬の注射を繰り返し受けるために患者を診療所に来る気にさせる要因として最も重要なことは何ですか？ あなたが最も重要と考えるものを7，8，9のいずれか，ある程度重要と考えるものを4，5，6のいずれか，それほど重要でないと考えるものを1，2，3のいずれかとしてください。

	95％信頼区間			平均(SD)	最善の治療	一次選択治療	二次選択治療	三次選択治療
	三次選択治療	二次選択治療	一次選択治療					
家族やケア提供者による勧告／説得			▬	7.2 (1.3)	9	84	13	2
医師／治療チームによる勧告			▬	7.0 (1.2)	7	73	24	2
強制的外来治療			▬	6.9 (2.1)	17	69	21	10
治療チームとの接触			▬	6.7 (1.4)	9	69	29	2
再発リスクの低減			▬	6.7 (1.5)	9	67	33	0
経口薬の服用を覚えていなくてもすむ		▬		6.3 (1.8)	9	53	40	7
便利さ		▬		5.8 (1.8)	9	33	56	11
効果の高さ		▬		5.5 (1.7)	5	30	55	16
	1 2 3	4 5 6	7 8 9		%	%	%	%

52 急性期治療における持効性注射製剤非定型抗精神病薬の使用

入院期間が比較的短期間であるとき，入院中に持効性注射製剤非定型抗精神病薬で治療を開始することの適切性をランク付けしてください。

	95%信頼区間			平均(SD)	最善の治療	一次選択治療	二次選択治療	三次選択治療
	三次選択治療	二次選択治療	一次選択治療					
急性症状で入院している患者に持効性注射製剤非定型抗精神病薬を投与し始める			■	6.7 (1.8)	11	65	26	9
	1 2 3	4 5 6	7 8 9		%	%	%	%

53 入院中に注射を開始する理由

患者の入院中に持効性注射製剤非定型抗精神病薬で治療を開始する場合，その理由として下記の選択肢の重要性をランク付けしてください。

	95%信頼区間			平均(SD)	最善の治療	一次選択治療	二次選択治療	三次選択治療
	三次選択治療	二次選択治療	一次選択治療					
患者の退院後も確実に薬剤を維持させるため			■	7.7 (1.3)	28	93	4	2
その後の外来治療において持効性注射製剤非定型抗精神病薬を受け入れられるようにするため			■	7.2 (1.4)	17	83	15	2
患者は退院直後が最も再発しやすいため		■		6.4 (1.8)	13	50	41	9
	1 2 3	4 5 6	7 8 9		%	%	%	%

※ 最善の治療　■ 一次選択　■ 二次選択　□ 三次選択　□ コンセンサスなし

54 持効性注射製剤非定型抗精神病薬を投与されている患者が再発した場合のストラテジー

持効性注射製剤非定型抗精神病薬を投与されている患者が再発したときのストラテジーとして，下記の選択肢の適切性をランク付けしてください。

	95%信頼区間			平均(SD)	最善の治療	一次選択治療	二次選択治療	三次選択治療
	三次選択治療	二次選択治療	一次選択治療					
持効性注射製剤非定型抗精神病薬の用量を増やす			■	7.2(1.5)	16	80	18	2
患者に投与されている持効性注射製剤非定型抗精神病薬の経口製剤を追加する			□	6.8(1.6)	18	62	36	2
補助薬を追加する		□		5.3(2.2)	2	42	31	27
抗精神病薬の血漿濃度を入手する		■		5.3(2.0)	2	30	51	19
別の経口抗精神病薬を追加する		□		4.8(2.2)	4	27	33	40
別の経口抗精神病薬に切り替える		□		4.6(2.1)	0	20	40	40
従来型デポ薬に切り替える	□			3.5(1.8)	0	9	36	56
	1 2 3 4 5 6 7 8 9				%	%	%	%

55 緩解と回復の定義

統合失調症患者の緩解と回復の定義について質問します。1）緩解と2）回復の指標*として，下記の各選択肢の適切性をランク付けしてください。

* 提示した選択肢の一部はLiberman RP, Kopelowicz A. Ventura J, Gutkind D. Operational criteria and factors related to recovery from schizophrenia. International Review of Psychiatry 2002;14:256.272に掲載されている回復の操作的定義を採用した。
- 仕事／教育の場での機能とは，競争のある業界で雇用されること，学校に通い続けること，退職後の高齢者ならば，レクリエーション活動や家族行事，ボランティア活動に参加すること，など。
- 独立で生活できる能力とは，日々の指導を受けずに独力で生活すること，自分で活動を開始し，自分の生活スケジュールを立てられること，道具的活動に建設的に参加すること，など。
- 意味のある対人関係とは，社会的イベントやレクリエーション活動において，家族以外の人とほぼ常に交流すること，など。

	95%信頼区間			平均(SD)	*最善の治療*	一次選択治療	二次選択治療	三次選択治療
	三次選択治療	二次選択治療	一次選択治療					
【緩解】								
陽性症状の程度			✱	8.3 (1.0)	61	95	5	0
認知症状／解体症状の程度				6.8 (1.3)	7	66	34	0
陰性症状の程度				6.8 (1.5)	16	61	34	5
うつ症状の程度				6.4 (1.5)	5	58	37	5
意味のある対人関係				5.6 (1.7)	2	30	58	12
独立で生活できる能力				5.6 (1.9)	5	33	50	17
仕事／教育の場での機能				5.6 (1.7)	2	33	56	12
【回復】								
仕事／教育の場での機能				8.1 (1.0)	39	95	5	0
意味のある対人関係				8.0 (1.0)	39	93	7	0
陰性症状の程度				8.0 (1.0)	39	89	11	0
独立で生活できる能力				7.9 (1.1)	39	89	11	0
陽性症状の程度				7.8 (1.6)	48	82	18	0
認知症状／解体症状の程度				7.7 (1.0)	25	89	11	0
うつ症状の程度				7.2 (1.7)	26	70	26	5

| ✱ 最善の治療 | ■ 一次選択 | ▨ 二次選択 | □ 三次選択 | □ コンセンサスなし |

56 症状の重視順

緩解と回復の指標として，下記の症状の重要度はどのくらいでしょうか。患者によりある程度順番が変わってくるであろうことは承知していますが，各症状について，平均的な統合失調症患者での緩解と回復を定義する際にあなたが重視する順番をつけてください。最も重要なものを1として，1から4の順番とします（同順位とはせず，かならず順番をつけてください）。

	1 回答数（％）	2 回答数（％）	3 回答数（％）	4 回答数（％）	平均
【緩解】					
陽性症状の程度	41 （89％）	2 （4％）	2 （4％）	1 （2％）	1.17
認知症状／解体症状の程度	4 （9％）	18 （39％）	11 （24％）	13 （28％）	2.68
陰性症状の程度	1 （2％）	16 （35％）	14 （30％）	15 （33％）	2.89
うつ症状の程度	0 （0％）	11 （24％）	19 （41％）	16 （35％）	3.07
【回復】					
陽性症状の程度	19 （41％）	10 （22％）	12 （26％）	5 （11％）	2.03
認知症状／解体症状の程度	15 （33％）	16 （35％）	9 （20％）	6 （13％）	2.09
陰性症状の程度	13 （28％）	15 （33％）	11 （24％）	7 （15％）	2.22
うつ症状の程度	0 （0％）	8 （17％）	12 （26％）	26 （57％）	3.36

57 機能的指標の重視順

下記の機能状態は緩解および回復の指標としてどの程度重要でしょうか。患者によりある程度順番が変わってくるであろうことは承知していますが，各機能領域について，平均的な統合失調症患者での緩解と回復を定義する際にあなたが重視する順番をつけてください。各領域の詳細な説明は問55を参照してください。最も重要なものを1として，1から3の順番とします（同順位とはせず，かならず順番をつけてください）。

	1 回答数(%)	2 回答数(%)	3 回答数(%)	平均
【緩解】				
独立の生活	20 (45%)	10 (23%)	14 (32%)	1.86
仕事／教育の場での機能	14 (32%)	16 (36%)	14 (32%)	2.00
対人関係	9 (20%)	19 (43%)	16 (36%)	2.16
【回復】				
仕事／教育の場での機能	28 (64%)	10 (23%)	6 (14%)	1.50
独立の生活	8 (18%)	19 (43%)	17 (39%)	2.20
対人関係	9 (20%)	15 (34%)	20 (45%)	2.25

58 機能的改善の定義

患者の機能的か改善を定義する仕方として，下記のどちらが適切だと考えますか？

	回答数（％）
患者にとっての相対的な変化	38 (86%)
絶対的な変化	6 (14%)

※ 最善の治療　　■ 一次選択　　■ 二次選択　　□ 三次選択　　□ コンセンサスなし

59 症状の重症度と持続期間

緩解と回復を定義する際にあなたが使う症状の重症度はどの程度でしょうか。それぞれのカテゴリーごとに最も適切と考える重症度に印を付け，その重症度がどのくらいの期間維持されればその患者が緩解・回復していると考えるかを記入してください。

無症状＝簡易精神症状評価尺度（BPRS，スコア1-7）の相当する項目でスコア1
軽症＝スコア2ないし3
中等症＝スコア4

	無症状 回答数（％）	軽症 回答数（％）	中等症 回答数（％）	その重症度での症状がどのくらいの期間維持されているか（ヵ月，平均）
【緩解】				
陽性	15（33％）	28（62％）	2（4％）	3.2
認知／解体	6（13％）	31（69％）	8（18％）	3.2
陰性	3（7％）	28（62％）	14（31％）	3.5
うつ	8（18％）	33（73％）	4（9％）	3.1
【回復】				
陽性	28（62％）	15（33％）	2（4％）	13.0
認知／解体	20（44％）	23（51％）	2（4％）	13.2
陰性	15（33％）	28（62％）	2（4％）	12.8
うつ	19（42％）	23（51％）	3（7％）	12.0

60 機能領域での改善の維持期間

患者が回復したと考えるには，下記の機能領域で有意な改善が認められる期間がどのくらい維持させる必要があるでしょうか。患者が回復したとあなたが考える最低限の改善維持期間（月または年）を記入してください。

	回復と考える改善の維持期間（月）
勤務	15.4
独立の生活	14.7
対人関係	16.7

解説
精神病性障害薬物治療の最適化のための
エキスパートコンセンサスガイドライン

解説
精神病性障害薬物治療の最適化のための
エキスパートコンセンサスガイドライン

John M. Kane, M.D.　　Stefan Leucht, M.D.　　Daniel Carpenter, Ph.D.

　臨床試験の文献が提供するガイダンスは，治療現場で臨床医が直面する判断の半分もカバーしていない。エキスパートコンセンサスガイドラインは，このように臨床試験文献が不足していたり矛盾していたり不明瞭だったりする空白部分を埋める手段として，エキスパートの意見を定量的な方法で評価するものである。本書『精神病性障害薬物治療の最適化のためのエキスパートコンセンサスガイドライン』の主要な目的の1つは，抗精神病薬の種類が増えつつある中で複雑さの度を深めている諸問題に対処することであった。たとえば薬剤の用量，薬剤切り替え時の用量調整，薬剤を使う順番，従来のやり方に新しい治療を組み込む方法といった問題である。本書は，精神病性障害の研究・治療を専門とする米国の第一線のエキスパートによる記入式の回答に基づいて作成した。この解説は，本書中で考察された重要な論点を見直すとともに，調査に対する興味深い回答にあらためて目を向けるものである。

治療の選択と用量

　精神病性障害の治療に際しては，圧倒的多数のエキスパートが非定型抗精神病薬の使用を支持した。初発エピソードでも複数エピソードでも，リスペリドンが最善の選択とされた。その他の比較的新しい非定型薬は，臨床状況により一次選択治療または上位二次選択治療とされた。Clozapineと（利用可能であれば）持効性注射製剤非定型薬も，複数エピソードを経験している患者に対する上位二次選択となった（GUIDELINE　1 A，1 B：p.41～43）。用量の推奨においては，薬剤の包装表示に書かれている内容に比較的近いものとなった。ただし，オランザピンとクエチアピンの急性期の用量についてエキスパートは，メーカーの推奨よりもやや多く用いるとしている（GUIDELINE　2：p.44～45）。

　維持治療と用量調整に関する回答は，とくに興味深いものであった。エキスパートの推奨が，急性期治療よりも維持治療のほうが低用量である場合もあるが，必ずしも用量を抑える必要はないとエキスパートが考える場合もあった。エキスパートは，従来型抗精神病薬だと，維持治療で用量を減らす傾向がある。これはおそらく，遅発性ジスキネジア（TD）のリスクを考えてのことで，新世代の薬ではTDをあまり気にかけず，減量を考慮していないのかもしれない（GUIDELINE　2：p.44～45）。各種抗精神病薬の間の等価換算量について，エキスパートの見

From the Department of Psychiatry, The Zucker Hillside Hospital, Glen Oaks, N.Y. (Drs. Kane and Leucht); Psychiatrische Klinik, Technische Universität München, Munich, Germany (Dr. Leucht); and Comprehensive NeuroScience, Inc., White Plains, N.Y. (Dr. Carpenter).
　From the teleconference "Expert Consensus Guidelines for Optimizing Pharmacologic Treatment of Psychotic Disorders," which was held June 6, 2003, and supported by an unrestricted educational grant from Janssen Pharmaceutica, L.P.
　Corresponding author and reprints: Daniel Carpenter, Ph.D., Comprehensive Neuroscience, 21 Bloomingdale Road, White Plains, NY 10605 (e-mail:dcarpenter@cnsmail.com)

積もりは各薬剤の包装表示と比較的よく一致しており，換算も線形のパターンを示した（GUIDELINE 5 A，5 B：p.48〜49）。

十分な反応が得られない場合の用量調整に関して，用量の増量が反応を強める可能性があると示唆するデータはほとんどないにもかかわらず，多くのエキスパートが増量を推奨した。不十分な反応に対して，clozapineとオランザピンの場合は90％以上のエキスパートが，クエチアピンとリスペリドンでは80％以上，aripiprazole，ziprasidone，デカン酸フルフェナジンとデカン酸ハロペリドールでは約60％のエキスパートが，別の薬剤に切り替える前に増量するとした（GUIDELINE 7：p.53〜62）。

切り替えまでの期間

薬剤を試みる期間をどうするかは，重要な問題である。抗精神病薬を試みる適切な期間に関する妥当なデータはほとんどない。最初の抗精神病薬治療に対して，ほとんどあるいはまったく反応が得られない患者の場合，その薬剤を試み続ける適切な期間は3－6週間であるとエキスパートは考えている。部分的な反応がある場合は，別の抗精神病薬治療を考えるまで，もう少し長く，4－10週間待つ（GUIDELINE 4：p.47）。

◆切り替えのストラテジー

大半のエキスパートは，別の治療に切り替える前にもとの薬剤を増量することを推奨した。別の抗精神病薬への切り替えを決めた場合，経口抗精神病薬の間での切り替えであればクロス・タイトレーションを推奨することでエキスパートの意見は一致した。

Clozapineへの切り替えに際しては，クロス・タイトレーションが一次選択の推奨，その他の経口非定型抗精神病薬への切り替えでは，クロス・タイトレーションと，重複して漸減する方法が上位二次選択だった（GUIDELINE 7D：p.59）。可能なかぎり，急激な中止や急激な開始よりもクロス・タイトレーションが好ましいとされた。一部の患者では，禁断症状があっても，それが微妙なものであったり誤診されたりする可能性があるため，臨床医はどのような向精神薬であっても，慎重に，徐々に中止するよう努めるべきである。持効性注射製剤抗精神病薬への切り替えでは，薬剤を確実に維持するため，注射薬が治療レベルに達するまで，経口抗精神病薬による治療を同用量または漸減しながら継続することを，エキスパートは推奨している。

治療薬剤モニタリング（TDM）

Clozapineとハロペリドールについては，血漿中濃度のモニタリングはごく一般的に行われているが，その他の抗精神病薬ではそうでもない。回答者に，どの抗精神病薬について血漿中濃度が入手できるか，またその数値を用量調整にどのように利用しているか尋ねたところ，50％以上が，clozapine，ハロペリドール，デカン酸ハロペリドールについて血漿中濃度が入手できると回答し，そのうち50％以上が，それをコンプライアンスのモニタリングに利用していると回答した。反応が十分でなかったり，副作用が問題となったりしている患者で用量を調整するためにclozapineの血漿中濃度を利用するエキスパートは88％，同じ目的でハロペリドールの濃度を利用するエキスパートは50％だった（GUIDELINE 3：p.46）。

再発

残念なことに，抗精神病薬の研究は，急性期の陽性症状の減衰に対する有効性が判明した段階で終わってしまうことが多い。再発の管理など，その後の治療段階に関して入手できるデータはほとんどない。再発管理に関するデータが

ない現状では，エキスパートの意見の持つ意味は非常に大きい。しかし臨床医たちも，薬物治療を受けているにもかかわらず再発してしまった患者への対処を判断するに際して，確信のないことが多いようである。

懸念が残るのは，患者の再発前のコンプライアンス・レベルを臨床医が正しく把握できるかどうかという点である。エキスパートの回答は，持効性注射製剤の抗精神病薬が再発管理に重要な役割を果たすという考えをはっきりと示しているが，編者は，このような薬剤が長期的な管理においてさらに顕著な役割を果たすようになる可能性を指摘しておく。コンプライアントでありながら再発した患者の治療に際しては，持効性注射製剤非定型抗精神病薬が，上位でない二次選択の推奨だった。しかし，コンプライアンスについて医師が確信できない場合や，ノンコンプライアントな患者では，持効性非定型抗精神病薬が一次選択治療として推奨された（GUIDELINE 8：p.63〜64）。

◆抗精神病薬の切り替え

抗精神病薬を切り替える際の選択肢を扱ったデータはほとんど存在しない。エキスパートはclozapineの価値をはっきりと確認しているが，clozapineに切り替えるまでに何種類の別のクラスの薬剤を試みるかについて，いくぶん意見の不一致があった。Clozapineの使用には必要以上の躊躇があるとも思われる。Clozapineへの最適の切り替えポイントについては，なお意見の対立があるものの，臨床医はclozapineへの切り替えまでに試みる薬剤の数を従来より少なく考えたほうがいいだろう。

反応が不十分なときに切り替える薬剤として，圧倒的多数の臨床医がリスペリドンを候補のトップに挙げた（GUIDELINE 7B：p.55〜57）。その次に試みる薬剤では，clozapineとオランザピンが上位となった。

併発症とリスク要因のモニタリング

肥満は，一般に統合失調症と関連があると考えられている[1]。また，統合失調症患者は糖尿病のリスクも高いようである。多くの抗精神病薬には体重増加に寄与する可能性[2]と親油性があることを考えると，臨床医は，抗精神病薬で治療中の統合失調症患者の体重増と脂質レベルに細心の注意を払うべきである。モニターすべき最重要症状は肥満と糖尿病であり，その他の重要なモニタリング対象として，心臓血管系の問題，HIVリスク行動，物質乱用，喫煙，高血圧，無月経が挙げられる。

ノンコンプライアンス

臨床医は，自身の患者のコンプライアンス・レベルを，文献に報告されているもの（28％）より，かなり高く見積もっている（43％）（GUIDELINE 11B：p.73）。我々臨床医としては，自分の患者は他の患者よりもコンプライアントだと想定するのが普通であるが，この調査結果は，臨床医が患者のコンプライアンス・レベルをいかに過大評価しやすいかということを示している。コンプライアントであるとは，服薬しない量が処方用量の20％以下と定義されているが，回答者は25％以下という定義のほうが好ましいと考えている（GUIDELINE 11A：p.73）。

部分的にコンプライアントと考えられる患者には，エキスパートは，心理社会的介入を一次選択治療として考える。ノンコンプライアントである証拠がはっきりしている患者には，エキスパートは薬理的介入を一次選択治療とする。好ましい心理社会的介入として挙げられたのは，患者の教育，家族への教育とサポート，薬物モニタリング，コンプライアンス療法（コンプライアンス問題に焦点を絞った認知行動療法）である。症状や副作用のモニタリングと，

個人精神療法，集団精神療法も，考慮される選択肢に挙げられた（GUIDELINE 14B：p.77）。部分的にコンプライアントな患者とノンコンプライアントな患者に対する一次選択の薬理学的ストラテジーは，持効性非定型抗精神病薬への切り替えだった（GUIDELINE 14C：p.78）。コンプライアンスのレベルとは関係なく，可能ならば心理社会的介入と薬理的介入を組み合わせて行うことが望ましいと我々は考える。

攻撃性，暴力，物質乱用

精神疾患の経過を悪化させうる問題に，攻撃性，暴力，物質乱用がある。エキスパートは，これらの問題はノンコンプライアンスのせいで発生しているのではないと想定しているように見えるが，医師として，そのような想定をしなければならない必然性はない。部分的コンプライアンスが攻撃性や暴力行動の出現を促す可能性は非常に高く，我々は，持効性注射薬がこれらの問題の管理に大きな役割を果たすものと考えた。ただし，持効性注射製剤非定型抗精神病薬とオランザピンは，攻撃性と暴力に対して上位二次選択と評価されたにすぎない。Clozapineとリスペリドンは，攻撃性と暴力に対する一次選択治療だった（GUIDELINE 10A：p.66〜67）。攻撃性と暴力に対する補助的治療として，バルプロ酸とリチウムが上位二次選択と評価された（GUIDELINE 10B：p.68〜69）。

補助的治療

補助的治療を受けている精神病患者は非常に多い。したがって，これは興味深いテーマだが，回答者のエキスパートが，合併症に対する補助的治療として一次選択と推奨した治療法はなかった。不快／うつを伴う患者に対するSSRIのみは例外である。

結論

臨床試験の文献は，治療現場で臨床医が判断を求められる際に抱く疑問のごく一部にしか答えてくれない。エキスパートコンセンサスガイドラインは，このような文献の空白部分を埋める手段として，重要な役割を果たすものである。本書が提示しているエキスパートの意見のなかには，目を開かれるようなものもある。たとえば，用量や血漿濃度，維持治療，肥満，コンプライアンス，補助的治療の利用などに関する意見である。エキスパートの意見全体に基づき本書の各ガイドラインに示した治療推奨を，臨床試験による最新の実証データと合わせて見ることで，臨床医が患者に可能な限りの最良の治療を施せるようになれば幸いである。

REFERENCES

1. **Allison DB, Fontaine KR, Moonseong H, et al.** The distribution of body mass index among individuals with and without schizophrenia. J Clin Psychiatry 1999; 60:215-220
2. **Allison DB, Mentore JL, Heo M, et al.** Antipsychotic-induced weight gain: a comprehensive research synthesis. Am J Psychiatry 1999; 156:1686-1696

付録：「精神病性障害薬物治療の最適化」に引用されている主な薬剤一覧表

分類	一般名	主な商品名（米国）	主な商品名（日本）
気分安定薬	バルプロ酸 Divalproex	Depakote	デパケン／ハイセレニン／バレリン／セレニカR／デパケンR
気分安定薬	カルバマゼピン Carbamazepin	Tegretol	テグレトール
気分安定薬	リチウム Lithium	Lithobid	リーマス
抗精神病薬 従来型	ハロペリドール Haloperidol	Haldol	セレネース／ケセラン／ハロステン
抗精神病薬 従来型	クロルプロマジン Chlorpromazine	Thorazine	ウインタミン／コントミン／クロコーゲン
抗精神病薬 従来型	チオリダジン Thioridazine	Mellaril	メレリル
抗精神病薬 従来型	フルフェナジン Fluphenazine	Permitil	フルメジン／アナテンゾール／フルデカシン
抗精神病薬 従来型	ペルフェナジン Perphenazine	Compazine	トリオミン／ピーゼットシー
抗精神病薬 従来型	トリフロペラジン Trifluoperazine	Stelazine	──
抗精神病薬 従来型	チオキサンチン Thioxanthenes	Navane	──
抗精神病薬 新世代型	オランザピン Olanzapine	Zyprexa	ジプレキサ
抗精神病薬 新世代型	リスペリドン Risperidone	Risperdal	リスパダール
抗精神病薬 新世代型	クエチアピン Quetiapine	Seroquel	セロクエル
抗精神病薬 新世代型	クロザピン Clozapine	Clozaril	──
抗精神病薬 新世代型	ジプラシドン Ziprasidone	Geodon	──
抗精神病薬 新世代型	アリピプラゾール Aripiprazole	Abilify	──
抗うつ薬	ミルタザピン Mirtazapine	Remeron	──
抗うつ薬	ネファゾドン Nefazodone	Serzone	──
抗うつ薬	ベンラファキシン Venlafaxine	Effexor	──
抗うつ薬	ブプロピオン Bupropion	Wellbutrin	──
抗うつ薬	トラゾドン Trazodone	Desyrel	レスリン／デジレル
精神刺激薬	メチルフェニデート Methylphenidate	Ritalin	リタリン

分類	一般名	主な商品名（米国）	主な商品名（日本）
抗てんかん薬	ジフェニルヒダントイン Diphenylhydantoin	Cerebyx	アレビアチン
	ガバペンチン Gabapentin	Neurontin	——
	ラモトリジン Lamotrigine	Lamictal	——
	トピラメイト Topiramate	Topamax	——
脳循環・代謝改善薬	チトクロム Cytochrome	——	コバチトン

エキスパート コンセンサス ガイドライン シリーズ
精神病性障害薬物治療の最適化

2004年7月30日　第1版　第1刷発行

定　価　3,675円（本体3,500円＋税5％）
監訳者　大野　　裕　©
発行者　高原まゆみ
発行所　アルタ出版株式会社
　　　　http://www.ar-pb.com
〒151-0064　東京都渋谷区上原1-47-6　MYビル
TEL 03-5790-8600　FAX 03-5790-8606

印刷所　東京富士精版印刷株式会社

ISBN4-901694-11-1　C3047

本書の無断複製（コピー）は著作権法上での例外を除き，禁じられています。

The Expert Consensus Guideline Series

エキスパート コンセンサス ガイドライン シリーズ
刊行案内

Treatment of Behavioral Emergencies
精神科救急治療
2002年5月発行　定価 2,625円

Treatment of Depression in Women 2001
女性のうつ病治療　2001
2002年9月発行　定価 3,465円

Medication Treatment of Bipolar Disorder 2000
双極性障害の薬物療法　2000
2003年5月発行　定価 4,200円

Pharmacotherapy of Depressive Disorders in Older Patients
高齢者のうつ病に対する薬物療法
2003年11月発行　定価 4,200円

Optimizing Pharmacologic Treatment of Psychotic Disorders
精神病性障害薬物治療の最適化
2004年7月発行　定価 3,675円

Treatment of Posttraumatic Stress Disorder
PTSDの治療
2004年9月発行予定